# EN FORME !

118, avenue Achille-Peretti
CS 70024
92521 Neuilly-sur-Seine Cedex
www.michel-lafon.com

MARIE DRUCKER

# EN FORME !

Alimentation, santé, beauté, sexe…
Ma méthode pour se sentir (vraiment) bien !

Avec la collaboration de Charlotte Leloup

Illustrations : Amélie Fonlupt

Michel LAFON

# SOMMAIRE

–

# AVANT-PROPOS

Au moment où j'écris ces lignes, j'ai 48 ans. J'ai aimé toutes les périodes de ma vie et je ne me suis jamais sentie aussi bien qu'aujourd'hui.

Cela tient sans doute au fait que j'ai eu l'immense chance de pouvoir mener la vie que je voulais, mais aussi à une certaine hygiène de vie acquise au fil des ans et devenue totalement indispensable autour de 40 ans. L'âge où, pour paraphraser Simone de Beauvoir (non, ne fermez pas ce livre tout de suite, je vous promets de ne pas vous assommer de références littéraires), on atteint le climax de « la grande aventure d'être soi ».

L'un des avantages d'avoir 48 ans – et plus 25 –, c'est notamment de mieux connaître et sa tête et son corps, d'être (normalement) libérée d'un certain nombre de « contraintes » – le regard des autres, par exemple.

Au fil des ans, je me suis construit presque sans m'en rendre compte une « méthode » pour être en forme. Elle n'a rien de scientifique – quoique ! Vous trouverez au fil des pages beaucoup de conseils de spécialistes –, c'est une méthode totalement empirique, mais comme elle donne, je trouve, de bons résultats, j'ai eu envie de vous en faire profiter ! Alimentation, santé, beauté, sexe…

Je vous livre ici non pas mes certitudes, mais mes convictions. Qu'est-ce qu'une bonne « hygiène de vie » ? C'est avant tout une vie quotidienne adaptée à soi, une façon de s'alimenter – non, on ne PEUT PLUS se nourrir de la même façon à 40 ans qu'à 30 ! –, de bouger, un rythme idéal à trouver. Une approche « holistique » (ce n'est pas parce que le mot est à la mode que je vais me priver du concept), faite de bonnes habitudes qui, toutes

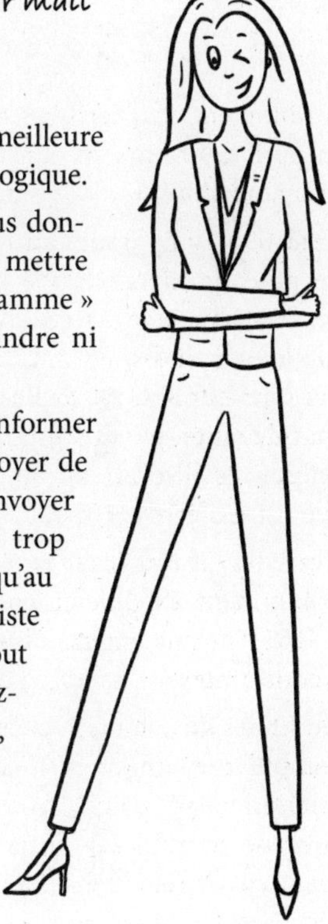
- Du coup, l'image qu'il faut que je renvoie de moi… C'est par mail ou par la Poste ?

ensemble, participent à une meilleure forme morale, physique et psychologique.

À travers ce livre, je souhaite vous donner des outils et des conseils pour mettre en place votre propre « programme » sans objectifs impossibles à atteindre ni culpabilité.

Pas question d'essayer de vous conformer à l'image que vous aimeriez renvoyer de vous ou que vous pensez devoir renvoyer (vous voyez, c'est déjà beaucoup trop compliqué !). Je vous signale qu'au mieux la femme parfaite n'existe pas et qu'au pire on n'a pas du tout envie de lui ressembler ! Rappelez-vous simplement qu'être vous, c'est déjà merveilleux et que si, en plus, vous êtes « en forme », rien ni personne ne pourra vous résister.

# 1

# UNE BONNE ALIMENTATION, LA CLÉ DE (PRESQUE) TOUT

# I. TOUT COMMENCE À L'INTÉRIEUR

**« Que ton aliment soit ta première médecine. »**

*Hippocrate*

Avoir une alimentation saine, créer les conditions d'une bonne digestion, c'est la garantie d'une meilleure santé, d'un meilleur sommeil, d'une belle peau et d'un bon moral – si après ça vous pensez pouvoir continuer à vous nourrir n'importe comment, c'est à vous de voir ! La bonne nouvelle c'est que l'on peut – on doit, même ! – manger de tout. Surtout nous, les femmes. Mais pas n'importe comment ni n'importe quand – je serais tentée d'ajouter « et avec n'importe qui », mais ça, ça vous regarde !

Pour moi, bien se nourrir est (presque) la clé de tout. C'est pourquoi je tenais absolument à débuter ce livre par un chapitre sur l'alimentation. Car on ne se nourrit pas à 40 ans comme à 30, à 50, comme à 40. Vous allez voir, que quelques bonnes habitudes peuvent vous changer la vie. Finis les ballonnements, la sensation d'être « gonflée » – notamment au moment de l'ovulation ou juste avant les règles –, la mauvaise digestion, le réveil vaseux… Vous allez vous sentir mieux dans votre corps, donc « dans votre peau » et aussi dans votre tête ! (Je sens que je joue gros, là…)

Non, le repas du soir ne doit pas être le plus léger. Non, boire à jeun le matin un grand verre de jus de fruits n'est pas la meilleure idée. Oui, manger un « petit carré de chocolat » (le fameux) avec le café après le déjeuner a une incidence même si vous n'avez mangé qu'un poisson grillé et des légumes verts – tiens, d'ailleurs, le brocoli n'est pas tout à fait un légume vert, et toc !

Vous allez lire dans les pages qui suivent des conseils qui vont sans aucun doute à l'encontre de beaucoup d'idées reçues en matière d'alimentation. Ce sont des astuces, une méthode (fruit d'années d'expérience validée par des spécialistes) qui ont changé ma vie et dont je souhaite vous faire profiter. Bien sûr, il y en a sûrement d'autres et n'y voyez en aucun cas un jugement de celles et ceux qui ont un mode de vie différent – et qui seront peut-être stupéfaits de lire ce que je propose !

## À chaque âge son assiette

Alors pourquoi ne pourrait-on pas manger tout ce que l'on aime, comme l'on aime et quand on en a envie à chaque âge de sa vie ? Je me suis rendu compte de cela à 42 ans, l'âge de l'une des grandes « bascules hormonales » pour nous les femmes (voir « C'est rien, c'est les hormones… », page 201). Du jour au lendemain, je ne digérais plus rien. Que j'aie mangé seulement une pomme ou pris un vrai repas, ou encore avalé un verre d'eau minérale au milieu de l'après-midi, j'avais la nausée immédiatement après. Et puis j'ai rencontré Kahina Oussedik-Ferhi, qui m'a expliqué que l'on ne pouvait pas se nourrir à tous les âges de la même façon. Que ce que l'on mangeait avec plaisir et sans souci à 35 ans n'était peut-être plus adapté quelques années plus tard. Parce que, dès 40 ans, nous observons un déclin de nos hormones et cela a des conséquences sur notre capital digestif.

Notre tube digestif n'a plus la même capacité à transformer les aliments. Il perd en « capital énergie » et va devoir faire des choix et des « économies » pour se concentrer sur l'ensemble des mécanismes de défense de notre organisme : notre système immunitaire. Pour cela, il va devoir sabrer d'autres actions et revoir ses priorités. C'est notamment pour cela qu'à partir de 40 ans, le corps est moins élastique, la digestion rame, les cheveux commencent à blanchir… Le corps se met en « réflexe de survie » pour économiser son énergie.

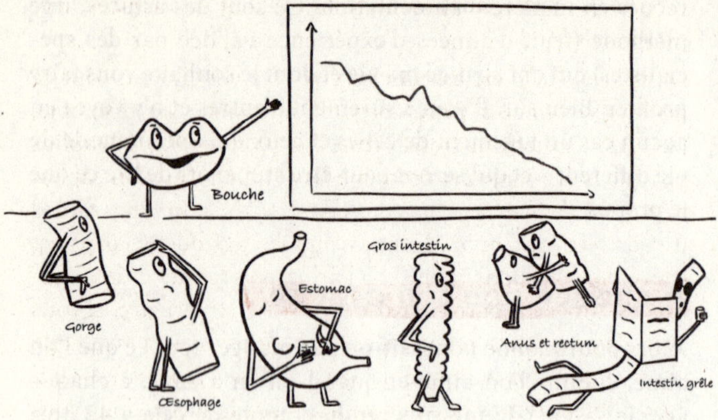


– *Si nous sommes réunis aujourd'hui, c'est pour faire le point ensemble. Nous avons perdu du capital, il va falloir réduire les pertes et faire des économies…*

C'est à ce moment-là que j'ai compris aussi que la digestion était absolument primordiale à l'équilibre général. Et pour bien digérer, il faut notamment être capable de faire les bonnes associations, de respecter le cycle de la digestion – et donc les heures des repas – et de bannir les aliments qui ne vous conviennent pas ou plus. Encore faut-il les connaître, et c'est pour ça que je suis là ! Par exemple, à partir de 40 ans, il est inutile de compter en calories, cela n'a aucun sens. Puisque le tube digestif ne pourra plus faire le tri aussi efficacement qu'avant, il faut lui donner uniquement ce qu'il est capable de tolérer, à savoir ce qui est bien associé. Un exemple : vous mangez 200 calories, mais ces dernières étaient mal associées. Verdict : vous n'allez transformer que 50 calories, et les 150 calories non assimilées iront directement au stockage… Un amas de graisse, si vous préférez, et donc la cata : ballonnements, fatigue, système immunitaire affaibli, peau d'orange, et pire : cellulite !

Dans l'absolu, il est essentiel d'être très vigilant sur tout ce que vous donnez à votre corps. Je ne mange, par exemple, JAMAIS de produits transformés (on y reviendra). N'oubliez pas que notre corps est notre meilleur allié et que son capital n'est pas inépuisable. Plus vous en prendrez soin tôt et moins il vous fera faux bond. Enfin, n'oubliez pas que le corps est souvent ce qui nous rappelle à l'ordre en premier et la digestion est un peu le baromètre de notre santé intérieure. Si vous avez des douleurs récurrentes, que vous digérez mal, que vous vous sentez ballonné, fatigué après les repas, c'est qu'il est vraiment temps de vous pencher sur la façon dont vous vous nourrissez.

Si vous vous approvisionnez plutôt au supermarché, il va juste vous falloir légèrement changer vos habitudes.

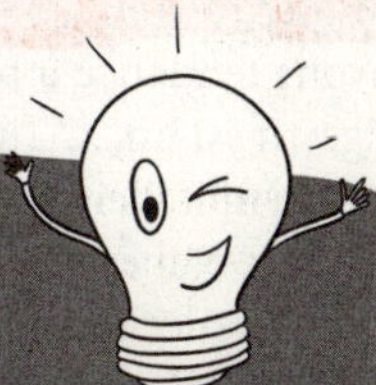

**ASTUCE**

Ne faites jamais vos courses le ventre vide, c'est le meilleur moyen d'acheter n'importe quoi et trop de choses que vous n'aurez pas le temps de cuisiner et que vous finirez par jeter.

Je ne vous dis pas de passer devant le supermarché en fermant les yeux – il est irremplaçable pour bon nombre de produits –, mais de réfléchir à un autre mode de consommation plus vertueux pour votre corps et votre santé, pour la planète et pour votre porte-monnaie. Car vous allez voir aussi que consommer mieux ne coûte pas plus cher. Au contraire, vous allez faire des économies ! Ce que vous ne dépenserez plus pour des produits déjà préparés ou bourrés de sucre(s), de sel, ou d'additifs nocifs, vous pourrez le mettre dans des fruits et légumes de saison, dans une alimentation diversifiée et rationnelle.

## De l'art de bien digérer

Pour bien comprendre ce chapitre et la nécessité d'appliquer quelques principes essentiels, encore faut-il comprendre ce qu'est la digestion.

**Pour bien digérer…**

**1.** Commencer par bien mâcher. Une étape essentielle que nous avons tendance à bâcler. Comme son nom l'indique, le tube digestif est un... ? Tube ! Bravo ! Il va de la bouche à l'anus (on aime ce mot, hein !), et dans ce tube les aliments vont passer plusieurs étapes. La première d'entre elles est la bouche, d'où l'importance de prendre le temps de mastiquer pour bien débuter le cycle de la digestion.

**2.** Ne pas rater les 10 premières minutes de votre repas. C'est le temps minimum que vous devez vous accorder lorsque vous commencez votre déjeuner ou votre dîner. Pendant ces 10 minutes, vous ne devez rien faire d'autre que vous concentrer sur ce qu'il y a dans votre assiette – ce que l'on appelle « manger en pleine conscience ». Le terme peut vous paraître artificiel, un peu trop à la mode, mais c'est très important ! Cette « pause » permet aussi à la salive de déclencher son travail et à l'enzyme qu'elle contient de transformer les aliments en nutriments, en deux mots : de lancer la chaîne de digestion.

**3.** Ne pas manger debout, mais assise. (C'est parfois difficile, mais essayez de le faire vraiment.)

**4.** Manger lentement et prendre le temps de bien mastiquer tout au long du repas, pas seulement au début.

**5.** Ne pas manger que des aliments liquides ou mous, l'estomac déteste ! Si nous avons des dents, c'est pour… mâcher ! Bien sûr, on peut manger une soupe ou une compote, mais quand il y a des morceaux, c'est mieux.

> **RÈGLE D'AIRAIN**
>
> –
>
> Cru, cuit, solide, liquide… tout ce que j'ingère doit être de bonne qualité.

**Les étapes de la digestion**

La mastication, on l'a vu, est la première étape, et elle est essentielle. Les aliments mastiqués vont tomber dans l'estomac où ils vont passer entre 4 et 5 heures à fabriquer le chyme (bouillie alimentaire). Le chyme passe ensuite dans les intestins où il transitera (ha ha !) entre 6 et 12 heures avant d'être absorbé dans votre système sanguin et de nourrir toutes vos cellules.

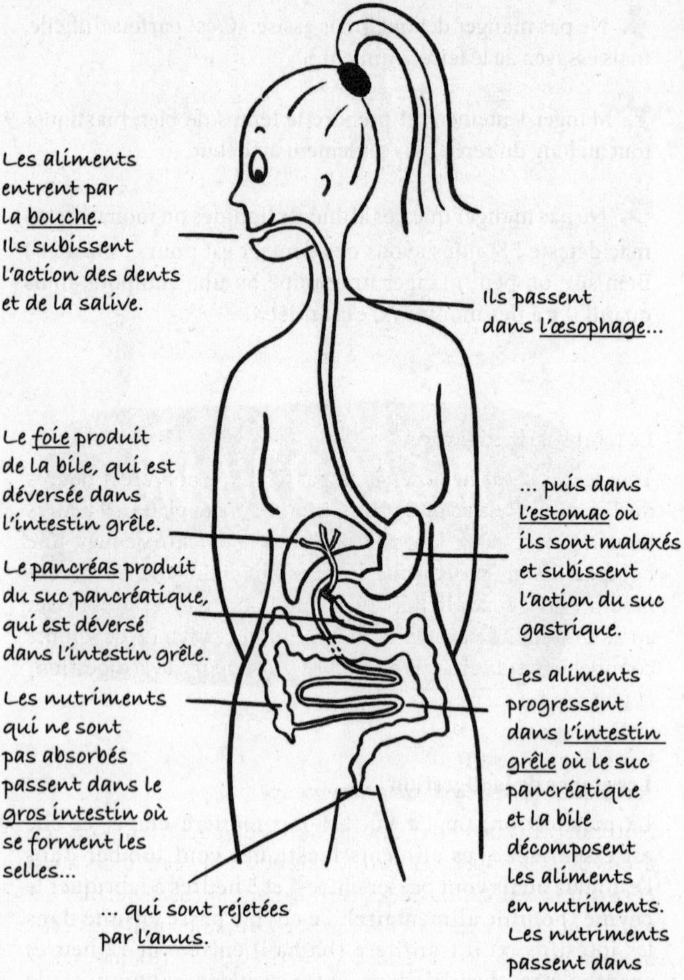


– C'est la première fois que je me dévoile autant, c'est un peu gênant...

**LE SAVIEZ-VOUS ?**

Votre ventre gargouille, vous avez faim ?
Raté ! Votre intestin grêle – qui est un maniaque de la propreté – profite d'une pause pour se nettoyer en profondeur… d'où le bruit !

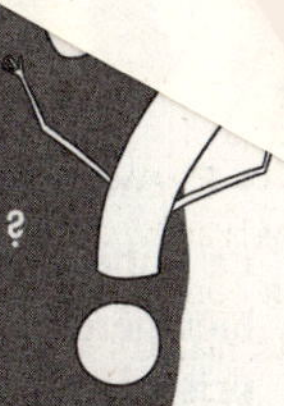

**Le temps de la digestion**

Tous les aliments ne nécessitent pas le même nombre d'heures de digestion. Cela va de 0 (thé noir ou vert, eau plate) à 9 heures pour les oléagineux (quand vous picorez machinalement une noix de cajou, posez-vous la question « En ai-je vraiment besoin ? »). Il faut attendre 7 heures pour manger à nouveau après un repas de protéines et de légumes cuits. Le décompte commence dès la première bouchée (top départ de la digestion) et non à la fin du repas.

**Les « bugs digestifs »**
**À chaque âge ses dysfonctionnements**

Notre organisme abrite des milliards de bactéries. Nous en avons dans la bouche, le nez, le vagin, sur la peau, mais aussi et surtout dans le tube digestif. À la naissance, ce dernier est stérile, et la flore intestinale (que l'on appelle aussi « microbiote intestinal ») se construit au fil des ans. D'ailleurs, selon le mode d'accouchement, un bébé hérite de plus ou moins de bactéries. Par voie naturelle, il récupère les bactéries de la flore vaginale de sa mère (c'est pour cela que dans certains pays comme au Canada, lorsqu'un accouchement se fait par césarienne, le bébé est enduit de compresses imbibées de la

…e vaginale de la mère…). Ensuite, l'enfant construit au … des ans son propre microbiote, d'où l'importance d'une bonne diversification alimentaire. Mais les bugs de la digestion sont des passages inévitables de la vie.

- **Premier bug : l'adolescence**

La puberté bouleverse le système digestif qui ne sait pas très bien gérer l'afflux d'hormones, ce qui peut se traduire par une prise de poids, des problèmes digestifs, de l'acné.

- **Deuxième bug : la grossesse**

Les femmes ne digèrent pas de la même manière, certaines ont des remontées acides, maux d'estomac, ballonnements, nausées, rétention d'eau, constipation… Il faut revoir son alimentation et ses combinaisons alimentaires.

- **Troisième bug : la ménopause**

Hormones toujours ! Notre système digestif change de programmation, refuse certains aliments, n'en digère plus d'autres.

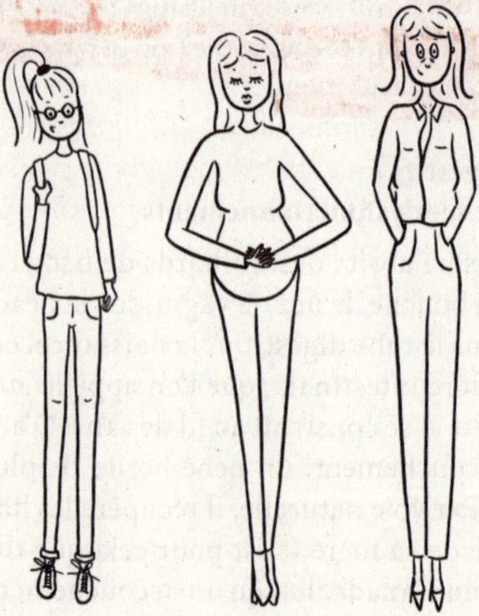

Le tube digestif change, il faut l'accepter et trouver des solutions pour rendre le quotidien plus facile et plus agréable.

Retenons l'importance de bien manger à chaque âge pour se constituer une flore intestinale équilibrée. Le « capital digestion » variant d'une personne à l'autre, c'est à vous de vous connaître le mieux possible et de prendre soin de « votre intérieur ».

Et les hommes ?! Rassurez-vous, mesdames, la vie n'est pas plus rose pour eux. Vous avez déjà observé chez certains hommes (peut-être le vôtre !) l'apparition d'une « bouée » tout autour du ventre ? C'est un phénomène qui se manifeste au moment de l'andropause (leur ménopause, quoi !) et qui correspond à la baisse de testostérone, mais aussi à la combinaison d'une mauvaise alimentation, d'une absence de sport et parfois de la consommation d'alcool. Cela leur arrive vers 45-50 ans et entraîne notamment une prise de poids, des sudations excessives, une baisse de la libido, des insomnies... Bref, ils grossissent, ils transpirent, ils n'ont plus trop envie de faire l'amour, pas plus que de dormir, d'ailleurs.

D'où l'importance aussi pour les hommes de bien s'alimenter et de faire les bonnes associations. Contrairement à la femme, l'homme va ressentir tout de suite le bienfait d'un régime (ils ont quand même plus de bol sur toute la ligne). Nous les femmes (comme dirait Julio) devons faire face à davantage de dérèglements hormonaux (parfois même sans prévenir, les salauds !), il nous faut donc faire plus d'efforts pour garder notre équilibre. Mais quand ces efforts deviendront une seconde nature, vous n'y penserez même plus.

D'ailleurs, si vous souffrez de ces différents maux, c'est sûrement que votre microbiote est en berne. Les médecins constatent une défaillance et une baisse de plus en plus jeune du capital digestif et de la flore intestinale. Dès l'âge de 30 ans, certaines femmes se plaignent d'intolérances, d'effets indésirables liés à une mauvaise digestion. Plusieurs causes possibles : les médicaments, le parcours de vie personnel, le stress... La meilleure façon de rééquilibrer son microbiote est de manger des aliments fermentés, des protéines, des fibres et surtout de diversifier son alimentation. Je me répète, mais manger un peu de tout, c'est la clé.

## II. FORMULES MAGIQUES

Si l'homme primitif disposait d'une alimentation moins variée que nous (et nous devons absolument varier la nôtre), il faisait en revanche moins d'associations (sucres, protéines, graisses, acide...). Bien sûr, notre alimentation a changé depuis Neandertal, mais notre système digestif, lui, est resté assez primitif. Il ne reconnaît que ce qu'il y a dans la nature. Donc, les aliments « hybrides », « transformés » par l'homme (je vais vous convaincre de les bannir à tout jamais), notre corps ne les reconnaît pas. Il est perturbé, contrarié et vous fera bien comprendre au fil du temps qu'il rejette ces « aliens alimentaires ». Exit céréales multicolores, produits laitiers rose bonbon, plats cuisinés « comme à la maison » (ben voyons), soupes en brique ou en bouteille, biscuits et autres pizzas dites « fraîches » ! Tous ces produits sont bourrés de sel, de sucre(s), d'additifs, de colorants ou de conservateurs et, un jour, vos intestins vous le feront payer ! Et vous voulez un scoop ? Non, le tarama n'est pas rose mais blanc, et le jambon n'est pas fuchsia mais grisâtre ou rose très, très pâle et ne se conserve que 24 heures !

Pour être honnête, j'aime de temps à autre manger une glace ou m'enfiler trois barres de chocolat Kinder en relisant (regardant) Balzac (Netflix), mais si je peux me le permettre, c'est parce que, le reste du temps, j'ai une alimentation très saine et équilibrée, basée sur de bons produits et de bonnes associations. Quand cet édifice alimentaire est solide, le corps vous autorise quelques écarts.

La bonne nouvelle, c'est qu'il n'est jamais trop tard pour changer vos habitudes alimentaires. Contrairement à ce que l'on pense – parce qu'on l'entend trop souvent ! – le goût peut évoluer, se modifier à tout âge. Et 5 semaines suffisent à se débarrasser d'une mauvaise habitude alimentaire. C'est pour cela qu'avec un peu de volonté, il vous sera très facile de faire totalement disparaître de votre alimentation… le sel et le sucre (je sais, vous me haïssez...).

## Acide et amidon ? Ah non !

Un petit rappel :

**Acide :** fruits crus et secs, vinaigre, citron, moutarde, sauces froides…

**Amidon :** pain, sarrasin, lentille, sésame, blé, pâtes, courge, épeautre, quinoa, pomme de terre, pois chiche, tournesol, lin, maïs, fève, avoine, mais aussi (on les appelle « les amidons légers » ou « petits farineux ») betterave, patate douce, panais, carotte, radis noir, potiron, topinambour…

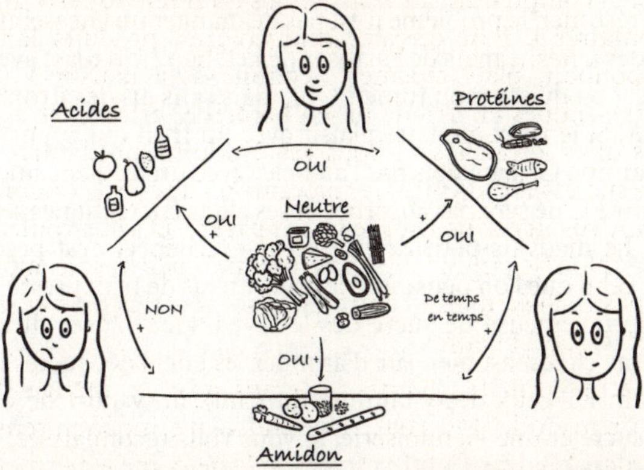


En quoi cette association est-elle nocive pour l'organisme ? C'est assez simple à comprendre… Grâce à la salive, l'amidon provoque la sécrétion d'une enzyme : la ptyaline. Cette dernière est indispensable à la bonne digestion, car elle « enrobe »

les nutriments. Je sens que cela nécessite une explication. La mastication permet d'imbiber les aliments d'une enzyme contenue dans la salive, qui leur permettra ensuite, une fois arrivés dans l'estomac et au contact du suc gastrique, d'être digérés normalement. Sans l'enzyme de la salive qui entoure les aliments, l'estomac ne peut à lui seul accomplir tout le travail. Cette première étape est donc essentielle, car un aliment bien enrobé est un aliment bien digéré. Or la présence d'un acide (un fruit, par exemple) arrête net cette étape d'enrobage et donc de digestion. Comment ? Un acide, contrairement à l'amidon, n'a nul besoin de l'enzyme de la salive pour être digéré, alors – très égoïstement, je vous l'accorde – il en arrête la sécrétion. Ensuite, quand le fruit tombe dans l'estomac, il demande une autre « atmosphère » de digestion : il a besoin d'un milieu très acide, c'est-à-dire à l'opposé des féculents. Résultat : le processus de digestion de l'amidon s'arrête et celui-ci part directement « au stockage ». Envolés les bienfaits de l'amidon et de l'acide, qui, consommés séparément, participent de notre équilibre.

Pour résumer, le problème n'est pas de manger un cheeseburger avec des frites… mais de l'arroser de ketchup ! Un toast avec de l'avocat ou du saumon fumé ? Oui, mais sans jus de citron pardessus. Si je veux me faire plaisir avec un fruit qui apporte de la vitamine C, je ne dois pas l'associer avec un féculent sinon la vitamine C ne sera pas absorbée et ses effets énergétiques seront nuls. Le mauvais petit déjeuner par excellence, c'est précisément celui que l'on pense être le bon : un jus de fruit pressé (soit une intraveineuse de sucre dès le réveil, aïe…), avec du pain (comme ça, on est bien sûr d'annuler les effets des sucres lents du pain ET ceux des vitamines du fruit), un yaourt de vache bien sucré et une viennoiserie. Si vous vous reconnaissez, c'est qu'il faut tout revoir !

Ça tombe bien : ON VA TOUT REVOIR !

## STOP À LA GUERRE AU GLUTEN !

Si vous n'êtes pas cœliaque et si votre médecin ne vous a pas décelé une vraie allergie, aucune raison de ne pas consommer raisonnablement du gluten. C'est même l'erreur de notre société actuelle de s'en priver. Le gluten est naturellement présent dans la nature – il l'est notamment présent dans le blé, l'épeautre, le seigle, l'avoine, l'orge – et il faut justement en manger (à dose raisonnable, c'est un liant précieux) pour ne pas développer d'intolérances. C'est à force d'avoir consommé du gluten de mauvaise qualité que l'on trouve dans le pain ou les gâteaux industriels que beaucoup de gens y sont devenus sensibles (c'est ce que l'on appelle « le syndrome du côlon irritable »).

### Amidon et protéines ? Non plus !

Associer deux aliments « complexes » et lents à digérer est une erreur. L'accord amidon et protéines est donc à bannir. Et pourtant, qui n'a jamais succombé au délicieux accord entrecôte/pomme de terre ?

La pomme de terre est un féculent qui demande une digestion complexe et très lente. Si on l'associe à de la viande qui est elle-même très lente à digérer, on alourdit d'autant le travail de l'estomac. Pour peu que, ce jour-là, on ne soit pas très en forme, que l'on ait une petite inflammation, l'estomac risque de ne pas parvenir à aller jusqu'au bout de sa digestion. Conclusion : on digère mal !

Ma recommandation : ne mélangez les protéines et l'amidon que de temps en temps pour vous faire plaisir, et en fonction de votre métabolisme, de votre équilibre alimentaire, de votre poids, etc. Vous pouvez manger de l'amidon (bien associé) tous les jours (c'est mon cas) ou un jour sur deux, voire un jour sur trois. Par exemple, si vous prenez un petit déjeuner de tartines de pain complet grillé avec du beurre le lundi, vous attendrez jeudi midi (l'amidon est à privilégier au déjeuner) pour manger des pâtes complètes aux légumes.

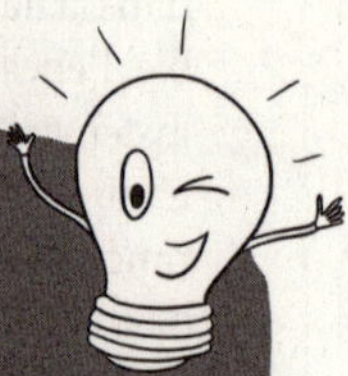

## MÉMO

Les amidons que l'on appelle « complexes », comme les farines et les céréales, seront plus compliqués à digérer avec un poisson ou une viande.

## LA FARINE BLANCHE

Cela fait partie des choses qui ont changé ma vie (digestive). À la farine blanche, préférez la farine complète ou au moins semi-complète, car il est vrai qu'en pâtisserie, la farine intégrale, c'est compliqué. La farine complète T65 apporte plus de nutriments et surtout elle conserve l'enveloppe du grain de blé (c'est là qu'il y a toutes les bonnes choses, pourquoi s'en priver ?). Et comme on garde cette enveloppe, on choisit évidemment une farine bio. Les farines complètes contiennent jusqu'à trois fois plus de minéraux et cinq fois plus de fibres qu'une farine T45 (les farines utilisées dans l'industrie). Vous pouvez aussi varier avec des farines de châtaigne, de maïs, de sarrasin. Je ne mange que des pâtes ou du riz complet (il en existe de formidables dans différentes marques et toutes les marques s'y sont mises). Et je demande toujours à mon boulanger le pain qui contient le moins de farine blanche (ils en contiennent tous plus… ou moins).

## Oh ! la vache !

Les produits de la vache sont indigestes, car dans nos sociétés modernes, les vaches sont « superproductrices », « superlaitières », elles produisent donc plus d'hormones. Ce sont elles,

les vilaines, qui rendent le lactose indigeste. D'ailleurs, de plus en plus de personnes, d'enfants notamment, sont intolérantes au lait de vache. Car l'Homme ne sait pas digérer les hormones modifiées de ces vaches ! On peut manger les produits de la vache si on est sûr (bon courage) que ce sont des vaches à production naturelle (qui ne produisent pas plus de 6 ou 7 litres par jour). Privilégiez plutôt les yaourts de brebis ou de chèvre. Vous trouverez autant de lipides et de calcium que dans les produits issus de la vache, mais ils seront plus digestes.

## Ni bon ni mauvais, bien au contraire !

On les appelle « aliments neutres » et ils peuvent être associés avec toutes les autres familles d'aliments, car ils n'entraînent pas de réaction chimique. Pas de risque de mauvaise digestion donc…

- Légumes verts, légumes-fruits (comme la tomate ou l'avocat) et autres végétaux (champignons, par exemple)
- Légumes secs
- Amandes, pistaches, noix, pignons, noisettes
- Vin rouge
- Beurre
- Huile
- Miel
- Cacao
- Épices

**LE SAVIEZ-VOUS ?**

Les fruits cuits (compotes) deviennent des aliments neutres : une température de 100 °C « tue » l'acidité. Vous pouvez donc les associer à tout.

## LE BON CONSEIL

Ni laitages, ni sucre, lorsque l'on est dans un état inflammatoire (ORL, tendinite...). Ces hormones modifiées encouragent l'inflammation. Le sucre est connu pour donner des inflammations articulaires et digestives : à éviter absolument donc. (Attention, je parle uniquement du sucre blanc, pas du rapadura, le « naturel » !)

## PEAU D'ORANGE OU CELLULITE ?

Vous avez la peau des cuisses, des fesses, des genoux, du ventre ou des bras irrégulière notamment quand vous passez la main sur ces zones ? Il s'agit soit de peau d'orange (tant mieux), soit de cellulite (moins bien), bref, de graisse stockée ! Comment les différencier ? Vous avez mal quand vous pincez votre peau ? C'est de la cellulite – « ite », comme « appendicite », cela signifie que vous avez une inflammation.

La peau d'orange est le résultat de mauvaises associations alimentaires ou de consommation de sel, d'eau gazeuse… C'est de la rétention d'eau liée à une mauvaise absorption. Elle prend la forme d'œdème sur certaines zones. Je vous rassure, si vous arrêtez l'eau gazeuse, le sel, le sucre et que vous faites peu d'écart sur les associations, en 15 jours c'est réglé ! La peau d'orange a la qualité de ses défauts : elle se forme vite – une semaine – mais on s'en débarrasse vite !

La cellulite, en revanche, est le résultat de… beaucoup de choses ! Mais principalement d'un système veineux très lent et par conséquent d'une régulation veineuse trop lente (cela crée des œdèmes à plusieurs endroits dans le corps). La cellulite est fortement augmentée si l'on mange trop de sel, trop d'aliments crus et que l'on boit trop d'eau gazeuse. Pour s'en débarrasser – c'est plus difficile que pour la peau d'orange, car il faut d'abord réduire l'inflammation – il faut manger tous ses légumes cuits, bannir le sel, le sucre et l'eau à bulles. D'une femme à l'autre, cela peut prendre de plusieurs semaines à plusieurs mois. Et il y a des facteurs « aggravants » comme les traitements hormonaux ou les varices.

Au cas où vous ne seriez pas au courant : la cellulite et la peau d'orange frappent sans distinction les minces et les rondes. Pas de jalouses ! Heureusement je vous offre d'autres conseils pour une action ciblée dans le chapitre sur la beauté…

## Les Dyson de l'intestin

L'importance des légumes n'est pas à démontrer – mais on va le faire quand même – et ce n'est pas pour rien que certains sont qualifiés de « nettoyeurs digestifs ». Ils sont absolument INDISPENSABLES ! Et doivent désormais figurer dans chacun de vos repas. Ce sont principalement les légumes CUITS qui contiennent des FIBRES. Extrêmement efficaces et précieux, ils nettoient nos intestins, décrochent les toxines et les polluants. Voici quelques nettoyeurs digestifs : l'asperge, le poireau, l'artichaut, le haricot vert, l'endive, le fenouil, l'épinard.

### LES ALIMENTS À BANNIR

Rassurez-vous : premièrement, la liste est courte, deuxièmement, il est bien plus facile que ce que l'on pense de s'en débarrasser. Les pires ennemis des femmes sont : le sel, le sucre, l'eau gazeuse, la farine blanche (pain, pâtes…), les produits transformés (ceux que vous achetez tout prêts).

Si déjà vous bannissez ces produits de votre alimentation, en 2 semaines vous aurez perdu 4 (mauvais) kilos et vous vous sentirez beaucoup mieux. Et si vous tenez 5 ou 6 semaines, c'en sera définitivement terminé : votre palais ne les reconnaîtra même plus !

## III. LES TROIS Q : QUAND ? QUOI ? QUOMMENT* ?

Au risque de vous décevoir : non, on ne mange pas de mangue, de pastèque ou même de tomate en décembre… On suit le rythme des saisons ! Pourquoi ? Je me donne 1 minute pour vous convaincre.

La nature nous offre ce dont nous avons besoin quand nous en avons besoin. En hiver, nous avons besoin de vitamine C et de légumes qui « tiennent au corps », comme dit ma grand-mère, pour affronter le froid. C'est à cette saison que nous pouvons manger des kiwis, des oranges ou des clémentines, des pommes de terre et des courges (attention, pas d'amidon deux fois par jour ou combiné avec des protéines animales) en veux-tu en voilà. L'été, au contraire, nous avons besoin de fruits et de légumes gorgés d'eau, et cela tombe bien : concombre, tomate, melon, fraise… pointent leur museau.

Ensuite, si vous laissez aux fruits et aux légumes le temps de mûrir et d'être récoltés naturellement à maturité, ils auront meilleur goût et seront plus riches en vitamines et en minéraux.

Enfin parce qu'en ayant une alimentation « saisonnière » vous sortez de votre petit train-train et (re)découvrez de nouveaux produits.

Et (re)enfin parce que vous faites du bien à la planète.

Et (re-re)enfin (promis, j'arrête), consommer de saison revient moins cher, car il n'y a pas de frais d'importation.

Osez dire que je ne vous ai pas convaincues !

Si vous faites cela, vous entrez déjà dans un cercle de consommation plus vertueux, plus sain, plus écolo, moins cher. Si, si : consommer mieux revient moins cher, puisque après avoir lu

* Ah bon ? « Comment » ne s'écrit pas avec un Q ?

ce livre vous n'achèterez plus de produits transformés et aurez donc plus de sous pour acheter de meilleurs produits.

## LES ÉTIQUETTES

–

Il est très important de savoir les lire. Sachez que les ingrédients sont classés par ordre décroissant de pourcentage du total, donc quand on prend un produit dont le premier ingrédient est le sucre, par exemple, hop ! on le repose dans son rayon. Par ailleurs, privilégiez les étiquettes courtes, moins il y a d'ingrédients, mieux c'est. Et c'est valable aussi pour la cosmétique (rendez-vous au chapitre sur la beauté) !

La mention « arômes naturels » signifie exactement l'inverse ! Enfin, un produit qui contient des additifs de conservation – en général un nombre précédé de la lettre E –, c'est non, merci.

## Les fruits et légumes

Ils ont un impact majeur sur la prévention des cancers, sur la qualité de notre peau, les risques cardio-vasculaires, nos os, nos tissus musculaires et notre mémoire. J'en consomme à tous les repas, tous les jours ! C'est même un plaisir et un jeu de trouver le moyen de les cuisiner différemment. Si vous n'avez ni le temps ni l'imagination, hop !, voici une recette qui prend 3 minutes :

dans une cocotte, vous mettez à peine un fond d'huile d'olive, vous y jetez des épinards (bien, bien lavés), vous couvrez et, 5 minutes après, vous avez des épinards délicieux, plein de vitamines et (quasiment) zéro calorie ! Vous pouvez ensuite les assaisonner à votre goût : herbes, épices, crème fraîche 12 %.

Il y a deux façons de consommer un légume pour deux actions bien différentes.
**Cru :** on favorise les minéraux et les vitamines.
**Cuit :** on utilise le légume pour son rôle de nettoyeur.

L'idéal, c'est de mélanger le cru (en entrée) et le cuit (en plat) pour associer les deux actions.

## LE BON CONSEIL

Je vais vous faire faire une économie : haro sur le blender et autres mixeurs ! Ces appareils détruisent tout sur leur passage. Vos fruits et légumes à l'arrivée ? Un liquide avec du goût, certes, mais adieu les minéraux, fibres et vitamines. Une soupe se fait à la moulinette (et on remet tous les morceaux qui restent dedans), une purée ou une compote (ma passion), au presse-purée manuel.

# Ma recette de compote

J'ai toujours une compote dans le réfrigérateur. Ma préférée : coupez 6 pommes et 2 poires en morceaux et mettez-les dans une grande casserole avec un peu d'eau, quelques grains de cardamome (je vous en supplie, arrêtez de dire « cardamone »), quelques éclats de badiane ou 5 clous de girofle et 3 ou 4 morceaux de gingembre frais. D'abord quelques minutes à feu vif, vous laissez ensuite mijoter à feu moyen en remuant régulièrement (si ça accroche au fond, ce n'en est que meilleur, ça caramélise !). Quand les fruits sont bien cuits, vous écrasez plus ou moins – selon si vous aimez ou pas les morceaux – avec un presse-purée manuel. Il n'y a pas de sucres, pas de matière grasse, que des fruits, et cela se conserve 3 ou 4 jours au réfrigérateur. Et tout le monde en raffole !

# BIO À TOUT PRIX ? EH NON...

D'abord, ce n'est pas possible ! En ce qui me concerne, impossible de trouver viandes ou poissons bio à des kilomètres à la ronde... Par ailleurs, ce n'est pas forcément souhaitable. Prenez, par exemple, un paquet de biscuits bio. Eh bien, cela reste un produit transformé avec une liste d'ingrédients longue comme le bras qui commence probablement par « sucre » – donc déjà non – et au milieu de tout cela, vous avez un produit « issu de l'agriculture biologique »... Je suis désolée, mais même si bio est écrit sur le paquet, cela reste un produit transformé !

Ensuite sachez que si vous cuisez vos légumes à une température de 100 °C (à l'eau, que vous jetterez ensuite, ou à la vapeur), les acheter bio n'a pas vraiment d'intérêt car les cochonneries (notamment les métaux lourds) qu'ils contiennent seront exterminées. En revanche, pour une soupe dont vous allez utiliser l'eau de cuisson, alors là, oui : BIO ! Bio aussi pour tous les fruits et légumes que vous consommez crus et/ou avec la peau.

**Bon à savoir :** bio ou pas, on « lave » toujours ses fruits et légumes avant de les consommer. Et pour cela, rien de tel qu'une brosse à légumes. Faites-vous ce petit cadeau ! Je vous déconseille le trempage prolongé car beaucoup de micro-nutriments (voir l'encadré p. 39) sont hydro-solubles. Donc, pour être sûr d'éliminer une grande partie des pesticides, on trempouille vite fait et on frotte les aliments. Puis on les sèche précautionneusement – c'est essentiel pour éliminer les résidus de pesticides – avec un torchon propre.

## De la viande au moins une ou deux fois par semaine

Avant toute chose, je précise qu'après avoir consulté moult spécialistes et observé mon alimentation, et au-delà même de mon goût pour la viande, j'ai la conviction qu'il faut manger des protéines animales régulièrement. Je vais en faire hurler certains (non, ne balancez pas ce livre contre le mur), mais c'est une certitude pour moi. Pour bien vieillir, nous, les femmes, avons besoin de muscles, d'os solides, de mobilité, d'énergie. Les protéines animales nous assurent tout cela.

Bien sûr, la consommation de protéines animales dépend du goût de chacun et est étroitement liée à son mode de vie et à l'énergie dépensée dans la journée. Écoutez-vous pour rester dans un équilibre permanent. Certaines me diront : « Ben moi, j'aime pas la viande, alors je fais quoi ? » Si vous ne mangez pas de viande, il est important de manger du poisson, des œufs ou du fromage. Les véganes doivent absolument consommer des légumineuses : riz, lentille, semoule, pois chiche, maïs, haricot rouge... Pour le fer, vous pouvez ajouter des haricots blancs, des amandes avec la peau, de la poudre de cacao.

### LE BON CONSEIL

–

Toujours manger la protéine animale avec des fibres concentrées... donc on n'oublie pas les légumes cuits (les fameux nettoyeurs !), l'association protéines/féculents étant beaucoup plus difficile à digérer. Et toujours choisir des viandes en circuit court pour éviter les toxines et les antibiotiques. Il est indispensable de connaître, le boucher, voire l'éleveur, afin d'avoir confiance en lui. Un éleveur de qualité nourrit sa bête avec des produits naturels, dans le respect de l'animal.

## Hummm ! Le bon gras du poisson !

Il est conseillé de manger du poisson deux fois par semaine. Le poisson est excellent pour ses oméga 3, cet acide gras essentiel que notre corps ne sait pas fabriquer. On le trouve principalement dans la truite, le maquereau ou la sardine. Il est aussi un excellent pourvoyeur de vitamine D. Pour être sûr d'avoir un poisson « en forme », il est conseillé de l'acheter avec le moins d'intermédiaires possible, « au  cul du bateau » pour ceux qui ont la chance d'habiter au bord de la mer, ou sur le marché chez un poissonnier.

Contrairement à ce que l'on pense, le poisson sauvage n'est pas une garantie de poisson « parfait », car dans la mer on ne contrôle pas ce qu'il mange et l'on sait combien aujourd'hui les mers et océans sont pollués, notamment au mercure ! Si vous achetez un poisson d'élevage, privilégiez le label bio, une pêche de proximité, en choisissant par exemple des poissons des côtes françaises. Optez plutôt pour les petits poissons en début de chaîne : sardine, maquereau, hareng, anchois… Les gros poissons contiennent davantage de toxines.

Dernier conseil : un poisson frais doit être raide, l'œil rebondi, les ouïes bien rouges. S'il est tout mou, tournez les talons !

## Oligos et vitamines

On entend souvent cette phrase : « Il faut booster nos défenses immunitaires. » En soi, elle ne veut rien dire. Si vous avez bien lu tout le début du chapitre (et que vous avez décidé de vous y mettre, car lire ne suffira pas), vous renforcerez vos défenses immunitaires sans problème. En fait, nous ne devrions pas avoir à « booster » nos défenses immunitaires. À 40 ans – à tous les âges d'ailleurs – nos défenses immunitaires devraient en permanence être « à l'équilibre ». Pour cela, il suffit (oui, je sais, facile à dire, mais je me tue à vous le répéter : c'est un coup à prendre) d'avoir une alimentation saine pour permettre au corps de ne manquer de rien et se défendre face aux agressions extérieures, de faire du sport et de bien dormir (voir « Bien dormir pour être en forme », p. 112).

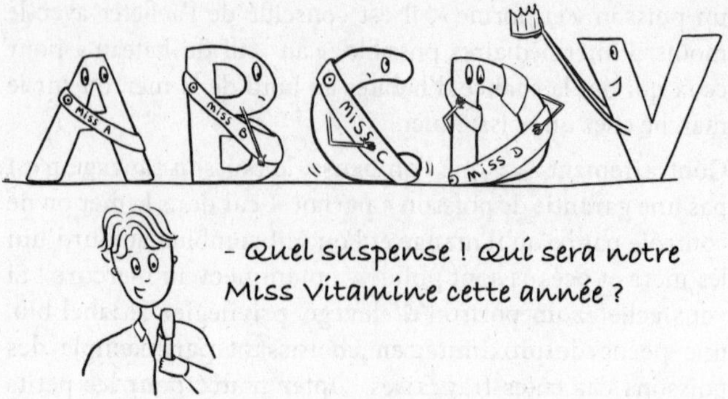
MISS A
MISS B
MISS C
MISS D
– Quel suspense ! Qui sera notre Miss Vitamine cette année ?

**La vitamine D**

D'abord ce n'est pas une « vitamine » mais une hormone synthétisée par l'organisme (voir « Le cholestérol », p. 41) selon les besoins. Elle a pour principale fonction de faciliter l'absorption du calcium et du phosphore d'un point de vue digestif. Elle aide aussi à fixer le calcium sur les os. Elle permet une amélioration de notre état général, renforce notre système immunitaire et nous empêche de ressentir une fatigue chronique. Son apport se fait soit par les aliments, soit par l'exposition aux rayons ultraviolets du soleil. L'idéal serait de se mettre au soleil 15 minutes par jour, mais dans certains pays ou à certaines saisons, le soleil n'est pas toujours au rendez-vous. Il importe donc de veiller à retrouver dans son assiette une source suffisante d'apport en vitamine D.

En revanche, très peu pour moi la vitamine D de synthèse, vendue en pharmacie, qui n'a rien de naturel alors qu'elle est présente partout : dans les œufs, les sardines, les maquereaux, le thon en boîte, le saumon, le chocolat noir, les œufs, les champignons…

# MACRO ET MICRONUTRIMENTS

—

Les composants de l'alimentation se distinguent en deux groupes : macronutriments et micro-nutriments. Les macronutriments fournissent les calories, c'est-à-dire l'énergie : il s'agit des lipides, glucides et protéines. Les micronutriments ne jouent aucun rôle énergétique, mais sont indispensables au bon fonctionnement de l'organisme.

Les micronutriments les plus connus sont :

• Les vitamines telles que les A, C, E.

• Les minéraux tels que le fer, le cuivre, le magnésium.

• Les oligoéléments, dont l'iode, le cuivre, le sélénium, le fluor, etc.

**Les vitamines C et A et le bêta-carotène**

La vitamine C (présente notamment dans le citron ou l'orange) a des vertus antioxydantes, protège les cellules et favorise l'assimilation du fer.

La vitamine A, indispensable pour une bonne vue, essentielle à la croissance ou au renouvellement des cellules, se trouve dans le foie des animaux, le beurre, la crème, le fromage et les œufs.

Enfin le bêtacarotène, que l'on trouve dans les végétaux de couleur orange ou verte (patate douce, carotte, potiron, abricot, mangue, melon, salade romaine, épinard, laitue…), a une action antioxydante, c'est-à-dire qu'en se faisant copine avec d'autres micronutriments (vitamines C et E, sélénium…), elle contribue à prévenir le vieillissement de l'organisme.

## LE SAVIEZ-VOUS ?

Vitamine A et bêtacarotène gardent leurs propriétés à la cuisson. En revanche, elles les perdent à l'oxydation. Il faut donc conserver les produits au frais, à l'abri de l'air et de la lumière.

Vous pouvez prendre de la vitamine C en comprimés le matin, en veillant à ce qu'elle soit naturelle – il y a la vitamine C que l'on peut prendre tous les jours toute l'année et celle dont on peut faire une cure. Il est important de demander conseil à un pharmacien (mon meilleur ami). Enfin, optez pour des comprimés effervescents : c'est efficace plus rapidement.

**Les oméga 3, 6 et 9**

Ce sont des acides gras. Les acides gras forment les lipides, c'est-à-dire les graisses utilisées par le corps notamment comme source d'énergie. Ils luttent également contre les processus inflammatoires. Très bons aussi pour le cerveau et le système nerveux, ainsi que dans la prévention des maladies cardio-vasculaires.

Il y en a beaucoup dans les poissons gras (sardine, maquereau, hareng, foie de morue), mais aussi dans les œufs, le thé vert, le curcuma, le cacao, ou dans les huiles végétales : amande, noisette, noix, avocat…

# LE CHOLESTÉROL

## Pourquoi certains médecins sont-ils obsédés par notre taux de cholestérol ? Faut-il s'inquiéter quand son taux grimpe ?

—

Réponse du Dr Thierry Telphon, généraliste et urgentiste :

« Le cholestérol nous est vital. Sans lui, nous n'existons pas. Face aux campagnes incessantes qui le dénoncent, il devient difficile pour chacun d'avoir une opinion claire à son sujet. Comment convaincre un patient qu'il n'y a fondamentalement ni "bon" ni "mauvais" cholestérol, si le médecin lui-même n'en est pas convaincu ?

« Le taux acceptable de cholestérol était de 3 grammes par litre il y a 50 ans ; dépasser aujourd'hui les 2 grammes par litre devient alarmant. Où est l'erreur ? Et pourtant qui mieux que notre propre organisme est à même de savoir quel taux de cholestérol lui est nécessaire chaque jour qui passe pour se maintenir en équilibre ? Plus de 80 % du cholestérol présent dans notre organisme provient de notre foie qui le synthétise en fonction de la demande générale. Ces besoins varient à chaque instant selon les circonstances.

« Le LDL-cholestérol a pour rôle principal d'alimenter les cellules du corps, selon nécessité. Le HDL-cholestérol, quant à lui, amène le cholestérol à recycler vers le foie, pour qu'il soit éliminé sous forme d'acides biliaires, très utiles à la digestion des graisses. Chacun a donc son rôle. Et chacun a son importance.

« Le cholestérol est le constituant essentiel de la paroi de chacune de nos cellules, avec toutes les fonctions essentielles que cela sous-entend (fluidité, mouvement, protection, échanges). Sans lui, la gestion de l'organisme dans sa globalité pour maintenir l'équilibre intérieur (homéostasie) serait impossible pour notre système endocrinien. Car le cholestérol est aussi la structure moléculaire de base indispensable à la synthèse des hormones de l'adaptation et de la reproduction : le cortisol (hormone starter de la journée), l'aldostérone (hormone qui retient le sel, pour ne pas se déshydrater), la progestérone, les androgènes et les œstrogènes (hormones de la reproduction), mais aussi la vitamine D (hormone utile, entre autres, à la bonne santé de nos os).

« Pour tout cela, le cholestérol n'est pas un ennemi en soi, mais un allié précieux pour notre bien-être, et tout simplement notre existence. L'élévation de son taux ne doit pas être vue comme une menace, mais comme une nécessité circonstancielle dont il faut définir les raisons. En dehors de phénomènes physiologiques passagers (comme la puberté ou la ménopause), le stress est la raison la plus fréquente de son élévation. Plus le niveau de stress est élevé et prolongé, plus le nombre de cellules de l'organisme détruites par le phénomène d'oxydation est important, et plus l'organisme a besoin de cholestérol pour se renouveler.

« Face à une élévation du taux de cholestérol, ce n'est donc pas lui qu'il faut incriminer et chercher à freiner artificiellement par toutes sortes de médicaments ; nous devons plutôt déterminer précisément les raisons environnementales qui ont conduit à ce résultat. »

**Le zinc**

On le trouve principalement dans la viande (bœuf, veau, abats…), les graines de lin et de sésame, les huîtres. Le zinc aide à la cicatrisation. Il permet d'équilibrer l'organisme et est indispensable pour une bonne défense immunitaire.

**Le fer**

Il est principalement concentré dans les lentilles, les pois cassés, les fèves, mais aussi dans la viande. Il possède les mêmes propriétés que le zinc, mais en plus il permet de stocker l'oxygène contenu dans le sang et de le transporter vers les organes et les muscles.

## Sel et sucres

**Le sel**

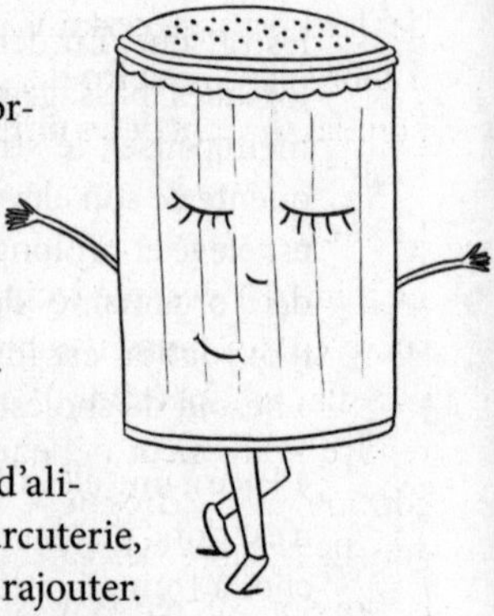

Le sel (chlorure de sodium) est important pour l'équilibre physiologique de l'organisme, mais sa consommation doit être contrôlée pour éviter les effets délétères : hypertension artérielle, problèmes cardiovasculaires, rétention d'eau, etc.

Il est contenu dans bon nombre d'aliments, comme le fromage ou la charcuterie, ce n'est donc pas la peine d'en rajouter. En revanche, les fruits, les légumes et les féculents sont des aliments pauvres en sel. Si vous n'en utilisez pas lors de la préparation de vos repas, si vous n'achetez pas de produits transformés (plats cuisinés, biscuits, chips…), vous limiterez les dégâts ! Et puis, pour donner du goût, vous pouvez le remplacer par des herbes et des condiments !

**Astuce 1 :** La teneur en sel des aliments sur les étiquettes est souvent exprimée en sodium. Pour la connaître, il faut multiplier ce chiffre par 2,5.

Exemple : 350 mg de sodium × 2,5 = 875 mg, soit 0,8 g de sel.

**LE SAVIEZ-VOUS ?**

Les fruits, les légumes et les féculents sont des aliments pauvres en sel.

**Astuce 2 :** Comme j'ai arrêté le sel il y a plus de 10 ans, je ne supporte absolument plus son goût. Néanmoins j'adore mettre des lardons dans certains plats ; pour les « dessaler », je les rince d'abord sous l'eau froide, puis je les plonge 1 minute dans l'eau bouillante avant de les utiliser ensuite, rissolés ou dans un gratin.

**Le sucre**

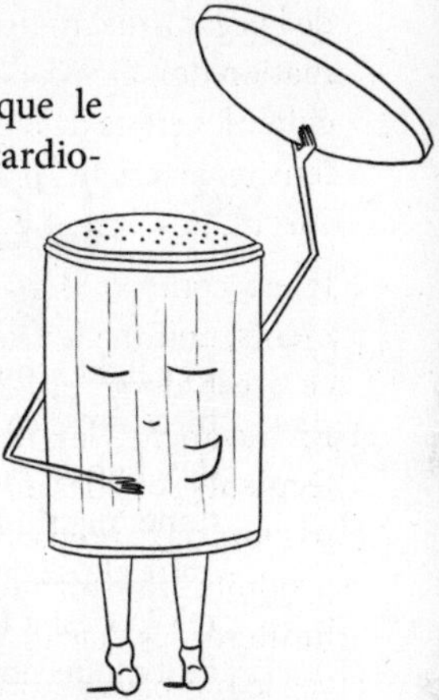

La plupart des médecins considèrent que le sucre est un poison (diabète, maladies cardio-vasculaires, obésité…) qui peut nous rendre totalement dépendants, un peu comme une « drogue ». Car le sucre appelle le sucre : les gâteaux appellent la boisson sucrée et c'est un cercle vicieux. Le sucre blanc « industriel » est tellement raffiné qu'il ne contient plus que du saccharose et des calories vides (il n'apporte aucun nutriment indispensable). Si la dose acceptable est soi-disant de cinq sucres par jour maximum, nous la dépassons largement, car le sucre est partout : dans la charcuterie ou les plats préparés notamment.

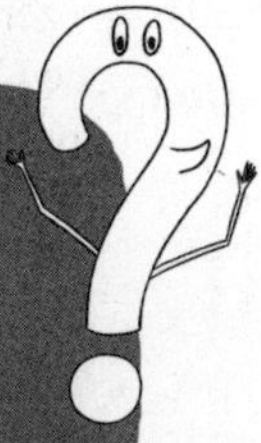

**LE SAVIEZ-VOUS ?**

Le manque de sommeil attise l'envie de sucre (mais ça, on y reviendra !).

Quelles solutions pour un sucre naturel ? Le sucre non raffiné, aussi appelé « sucre complet » ou « intégral ». Dans les magasins bio, on le trouve souvent sous le nom de « rapadura » ou

« muscovado ». On peut aussi remplacer le sucre par du miel bio (modérément, car très sucré). Miel, pollen, propolis… tous sont d'excellents produits qui recèlent de nombreuses qualités et permettent de renforcer le système immunitaire. Rien de tel qu'une cure de gelée royale (bio évidemment) !

## LIGHT OU 0 % ?

Le « light », ou « l'allégé », fait partie des ovnis alimentaires (ça vous étonne ?). Lorsque l'on parle de « light », on parle de sucre synthétique (aspartame, maltitol…) ; cela signifie que l'on a utilisé autre chose que de la betterave ou du sucre naturel. Et c'est à tort que l'on pense manger un produit moins nocif, en réalité il l'est beaucoup plus !

Et attention aux mentions « zero sucre » ou « sans sucres » indiquées sur les emballages. Le Coca « zéro sucre », c'est à 100 % de l'aspartame ! Le Coca « light », c'est du vrai sucre, mais réduit avec un peu d'aspartame… Mais je ne devrais pas avoir à vous convaincre de ne pas boire de sodas.

Le 0 % n'a absolument rien à voir. Il s'agit des matières grasses (et qualifie principalement les crèmes et yaourts). Le 0 % est une « purification », c'est-à-dire que le produit a été débarrassé, par exemple, des hormones modifiées afin qu'ils soient plus sains et plus digestes. C'est donc une très bonne option.

# JAMAIS (SI POSSIBLE) DE SUCRE AVANT 17 HEURES

—

L'idéal serait de ne pas manger de sucre du tout, mais si vous ne pouvez pas vous en passer, 17 heures est une heure suffisamment éloignée à la fois du déjeuner et du dîner et où les risques d'embouteillage dans les intestins (voir plus haut) sont réduits.

Avoir un rapport raisonné et raisonnable au sucre permet de réguler le cortisol, cette hormone fabriquée par les glandes surrénales qui joue un rôle essentiel dans l'équilibre du glucose sanguin. Le matin, nous l'avons vu, nous nous réveillons (notamment les femmes) avec un fort taux de cortisol. Si on ajoute « du sucre au sucre », le taux de sucre dans le sang va grimper, le corps va devoir réguler, cela pompe beaucoup d'énergie et pousse notre organisme à stocker.

**Quelle quantité ?**

Normalement, nous naissons tous avec ce que l'on appelle le « réflexe de l'écœurement ». Autrement dit : je mange et à un moment je sature, donc j'arrête.

MAIS si nous mangeons trop d'aliments transformés et hybrides, nous endormons nos papilles gustatives. Notre taux de sucre trop élevé a anesthésié ce réflexe d'écœurement, donc pour le retrouver et savoir quelle quantité notre corps a besoin d'absorber, il faut avant toute chose se sevrer du sucre.

Essayez déjà sur 1 semaine ! Si vous consommez beaucoup moins de sucre, les 3 premiers jours vous allez le sentir passer (maux de tête, sensation de mal-être…), mais à la fin de la semaine vous allez retrouver cette sensation de satiété et votre corps saura, à chaque repas, s'il en a assez.

## IV. EH BIEN, MAINTENANT, À TABLE !

Pour bien comprendre (et vous convaincre de) l'importance de respecter les horaires des repas et la nécessité de ne pas grignoter toute la journée, voici un minicours d'anatomie. Et quand je dis « horaires », il ne s'agit pas tant de manger à heures fixes que de respecter les temps de digestion entre chaque repas.

Par exemple, si vous prenez votre petit déjeuner à 10 heures, puis que vous passez à table à 13 heures, que vous grignotez à 16 et dînez à 20, votre corps aura passé la journée à digérer tout ce que vous lui aurez imposé. Il ne doit pas y avoir embouteillage entre deux bols alimentaires. Sinon, cela provoque une mauvaise absorption par le sang et on ne nourrit plus les cellules. Et puis, peut-être (sûrement) vous sentirez-vous fatiguée (« je ne comprends pas, j'ai pourtant hyper bien dormi cette nuit ») et, à force de faire cela tous les jours, le manque d'énergie devient chronique.

## LES LISTES

Pour ne pas perdre de temps et surtout ne pas succomber à la tentation du sucre et du grignotage – notamment après une longue journée de travail – je vous conseille de vous préparer une liste de recettes très simples et très rapides que vous aimez bien.

Apprenez aussi à reprendre le réflexe de la liste de courses. Dès qu'il vous manque quelque chose, notez-le… vous gagnerez un temps fou chez les commerçants.

## Le petit déjeuner

Question : pensez-vous que si l'homme de Cro-Magnon avait, au saut de la grotte, mangé du pain avec de la confiture, un jus d'orange, un œuf au plat avec du bacon et un pain au chocolat, il aurait été d'attaque pour aller chasser et cueillir ? Ben non, il serait allé se recoucher direct auprès de sa Cro-Magnonne. Nous, c'est pareil : on ne peut pas demander à notre organisme d'avoir assez d'énergie pour sortir du coaltar, se doucher, habiller les enfants, prendre les transports et arriver sur notre lieu de travail après avoir couru pour éviter de se casser le nez devant la porte de l'école ET digérer un petit déj' gargantuesque.

Vous n'avez pas faim le matin ? Vos enfants n'ont pas faim le matin ? Eh bien, ne mangez rien ! En revanche, si vous avez toujours pris un petit déjeuner et que vous avez faim, ne vous en privez pas, mais consommez avec mesure et en respectant les bonnes associations (je ne vous lâcherai pas avec ça).

L'idéal est un petit déjeuner « neutre » et sans sucre. Quand vous et moi nous réveillons le matin avec notre taux élevé de sucre dans le sang (ben oui, vous savez ? à cause du stress, des variations hormonales, tout ça...), si nous ajoutons à notre cortisol – naturel peut-être mais sucre quand même – du sucre au saut du lit, c'est le gage absolu d'une grosse fringale dans la matinée et, du même coup, la porte ouverte à tous les excès.

**Un petit déjeuner neutre**

- un avocat riche en oméga 3 et en fibres ;
- un produit laitier (brebis ou chèvre) ;
- des œufs ;
- un morceau de fromage de chèvre ou de brebis ;
- des amandes, noix, pistaches qui sont des « bombes d'énergie » (vous pouvez en mettre une poignée dans votre yaourt) ;
- du pain complet (mais dans ce cas, pas de fruits).

Juste pour rappel, pas d'eau glacée au réveil… et encore moins avec du citron. En revanche, un grand verre d'eau tiède au lever, c'est une excellente idée. La nuit, on se déshydrate, il est donc essentiel de bien s'hydrater dès le lever. Et on boit dans un verre, pas à la bouteille, sinon on boit trop d'un coup et on fatigue ses reins.

**Ce que j'aime...**

- du fromage blanc de brebis dans lequel je mets de la cannelle, quelques gouttes de citron et des amandes.
- une tranche de pain complet grillé avec un peu de purée d'avocat ou un morceau de fromage de brebis ou de chèvre.
- de temps en temps j'aime ne manger que des fruits : pamplemousse et compote de pommes tiède.

## LE JUS D'ORANGE ?

Ha, ha je ris quand j'entends des gens dire fièrement que tous les matins ils se font « un bon jus de fruit pressé » ! Pis : qu'ils ont investi une fortune dans la centrifugeuse ou l'extracteur de jus dernier cri et ultraperfectionné !

Le jus de fruits, c'est, si possible, JAMAIS ! Ou alors au bon moment et avec un max de pulpe. Car en plus de passer directement dans l'estomac, il est gorgé de sucre. Il n'y a rien de pire au petit déjeuner ! Le liquide va forcer toutes les étapes de la digestion et provoquer la confusion totale dans l'estomac.

En revanche, si prendre un jus de fruits est un plaisir pour vous, privilégiez cette boisson vers 17 heures, loin des repas pour ne pas perturber la digestion.

## Le déjeuner

Psychologiquement, il est important de faire la distinction entre le matin et l'après-midi. Pour votre corps, votre cerveau, il faut marquer un arrêt. Par ailleurs, ayez toujours en tête que, lorsque vous « privez » votre organisme qui est tout sauf un crétin, il tire des conclusions… et il stocke.

Un vrai déjeuner avec légumes et protéines, sans dessert, mais avec un morceau de fromage de brebis ou de chèvre, ou un yaourt des mêmes petites bêtes, c'est parfait ! Évitez le cru ou toutes ces ui vous donnent fallacieusement (je m'étais juré de caser mot-là) le sentiment de manger sain et léger. Elles sont bourrées d'eau et de sel. En fait, la flore intestinale de la femme à partir de 40 ans déteste le cru. Bien sûr, quand vous avez un très bon équilibre alimentaire, adapté à vos besoins et à votre âge, rien ne vous empêche de vous faire plaisir de temps en temps. Et si vous tenez régulièrement à votre salade, d'accord, mais glissez-y quelques « légumes nettoyeurs » (haricot, poireau, asperge…) ou prenez-la en entrée avec, en plat, des légumes cuits.

**Des déjeuners bons, simples et digestes**

- Viande ou poisson avec des haricots verts ou des courgettes – je mange des haricots verts et des courgettes tous les jours ! Ajoutez-y plein d'herbes fraîches (coriandre, persil plat…).
- Une omelette aux herbes ou jambon et/ou fromage.
- Un peu de jambon blanc.
- J'ai en permanence dans mon réfrigérateur de la ratatouille maison (je la cuisine souvent le dimanche) et un gratin de courgettes.
- Vous pouvez terminer avec un morceau de fromage ou un yaourt.

## Mon gratin de courgettes

Vous faites revenir des courgettes coupées en rondelles pas trop épaisses ou en dés dans une cuillerée à soupe d'huile d'olive (vous pouvez ajouter, si vous aimez, de l'oignon rouge que vous faites dans ce cas revenir avant les courgettes). Quand elles sont grillées mais encore fermes, vous les mettez dans un plat à gratin soit telles quelles, soit avec de la sauce tomate que vous aurez préparée en même temps que les courgettes dans une casserole à part. Dans les deux cas, vous recouvrez de fromage râpé de brebis (c'est le fromager qui vous le râpe, on ne le trouve pas prêt comme le gruyère), puis au four (préchauffé) à 180 °C ; le temps que cela soit bien doré, puis 5 bonnes minutes à 200 °C sous le gril.

## L'ASTUCE

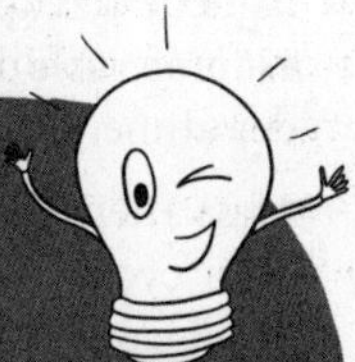

–

Je m'initie petit à petit au batch cooking (« repas en lot », qui nous vient des Anglo-Saxons, évidemment) : le dimanche (bon, OK, pas tous les dimanches), je me mets aux fourneaux pendant 2 heures et je cuisine pour toute la semaine. Ensuite je mets certains plats dans des boîtes hermétiques en verre dans le réfrigérateur et d'autres au congélateur.

# LA SIESTE POSTPRANDIALE

L'idéal – dans un monde parfait où l'on pourrait s'accorder ce moment, ce qui n'est pas mon cas – est de faire une petite sieste après le déjeuner, car comme le corps est au repos (il n'est pas sollicité par une activité physique ou intellectuelle), il peut se concentrer uniquement sur la digestion. Et le flux sanguin, sur le travail de l'estomac. La sieste après le déjeuner, c'est exactement comme une bonne nuit après le dîner. C'est la raison pour laquelle on explique notamment aux seniors qu'il est préférable de faire une sieste après avoir mangé des aliments complexes comme des féculents.

Mais attention, il ne faut pas se réveiller au milieu d'un cycle, sinon c'est le coaltar assuré pendant des heures ! 20 minutes, c'est l'idéal, ou alors un cycle complet si vous êtes en vacances et que personne ne risque de venir vous réveiller. Tout cela dépend du profil neurovégétatif de chacun. Au réveil de la sieste, il faut bouger assez vite afin de réactiver le corps en faisant un peu d'exercice physique, comme des étirements, par exemple.

Je salue les entreprises qui accordent le droit de sieste à leurs employés pressés comme des citrons.

Bon à savoir : faire une petite sieste avant le repas coupe un peu l'appétit… À vous de voir !

## Le goûter

Pendant des années je me faisais un vrai goûter tous les jours avec boisson chaude, gâteaux en veux-tu en voilà ou, mieux encore, ma passion : du pain avec du fromage ou de la charcuterie. C'est ce que l'on appelle « la nourriture doudou ». Un adulte n'a pas besoin de goûter et, en réalité, nous n'avons pas faim puisque nous sommes encore en train de digérer notre déjeuner. En revanche, si vous ne pouvez vraiment pas vous passer d'un petit grignotage dans l'après-midi, contentez-vous d'un fruit cuit ou cru, d'un (seul !) carré de chocolat (et NOIR, car il est riche en magnésium, fer, vitamine E, cuivre) ou, éventuellement, d'une toute petite poignée d'amandes, ou d'une tomate quand c'est la saison, ou bien d'un avocat. En tout cas ni fibres ni protéines animales pour ne pas créer le fameux embouteillage qui empêcherait le passage vers le sang de se faire correctement.

### LE BON CONSEIL

Un verre d'eau tiède ou un thé noir coupent la faim. À 16 heures, à la place d'un en-cas, c'est idéal. Attention ! pas de citron ni de lait dans le thé, car cela déclencherait une digestion. De plus, le lait annule les bienfaits du thé, notamment son rôle protecteur du cœur et des vaisseaux.

## Le dîner

Vous êtes fière de vous parce que depuis longtemps vous « mangez léger » le soir. Sous prétexte qu'avoir l'estomac plein empêcherait de bien dormir. Hé, hé ! là aussi, vous vous trompez. Le dîner est le repas où vous avez le droit de manger beaucoup pour tenir, ne pas avoir de fringale au lever et prendre un petit déjeuner raisonnable en résistant à l'appel du sucre. Si, si, vous avez bien entendu. Sachez aussi que, quoi que vous mangiez, vous allez devoir digérer et qu'il vous faudra le même nombre d'heures de digestion pendant la nuit que dans la journée, selon les aliments que vous avez ingérés (voir p. 17). Donc, pour résumer, vous pouvez oublier le dicton « un petit déjeuner de roi, un dîner de prince, un souper de pauvre ». Le repas le plus important est en fait le dîner, ensuite le déjeuner. Quant au petit déjeuner, il est facultatif si vous ne ressentez pas le besoin de manger. Mais si vous l'aimez, ce petit déjeuner (ma passion), ne vous en privez surtout pas, car l'idéal est quand même de faire trois repas par jour.

# Mes endives au jambon

Affectueux hommage à Thierry Rey

Une recette « plat unique » qui marche à tous les coups (et même ceux qui en gardent un mauvais souvenir de l'enfance vont adorer !) : les endives au jambon... sans béchamel !

Je déteste la béchamel, c'est lourd à digérer, il y a de la farine… bref, on oublie !

Vous faites revenir les endives dans un fond d'huile d'olive dans une cocotte ou une poêle profonde, vous parsemez de graines de coriandre. Ensuite, quand elles sont un peu dorées, vous arrosez d'eau à la moitié, vous poivrez, vous ajoutez ½ cube de bouillon de légumes bio et vous couvrez jusqu'à ce que les endives soient bien cuites.

Ensuite – et c'est là l'astuce ! – vous mélangez dans un bol de la crème fraîche épaisse (12 % de matière grasse, pas plus) avec un peu de crème liquide. Attention ! la consistance doit être plus épaisse que liquide. Vous ajoutez un peu de jus de cuisson des endives avec quelques graines de coriandre.

Vous enroulez chaque endive dans une fine tranche de jambon (à la cantine, c'était mauvais aussi parce que le jambon était épais), vous les disposez dans un plat et vous arrosez de crème (les endives doivent être nimbées, pas noyées !). Puis vous recouvrez de fromage de brebis râpé.

Ensuite, vous enfournez à 180 °C chaleur tournante jusqu'à ce que le fromage soit bien gratiné, puis 5 bonnes minutes sous le gril à 200 °C.

C'est complet et plus léger qu'il n'y paraît.

## LE SAVIEZ-VOUS ?

Vous l'avez compris maintenant, grignoter dans la journée, voire TOUTE la journée, signifie digérer toute la journée, or il faut savoir que le suc gastrique et la bile (qui sont des outils de digestion) ne sont pas « en libre-service ». Nous avons une quantité, une réserve de suc gastrique et de bile à respecter par jour.

Et là, je m'adresse tout spécialement aux mamans qui ont l'habitude de succomber aux restes de jambon-coquillettes de leur enfant à 19 heures alors qu'elles vont dîner à 21 heures : il faut arrêter tout de suite ! Vous cumulez toutes les erreurs : mauvaises combinaisons, mauvais horaires... C'est la porte ouverte aux kilos superflus, à la fatigue et au dérèglement de votre métabolisme.

## LE JEÛNE ?

Je sais, c'est très tendance et pourtant, le jeûne n'est absolument pas recommandé pour la santé. Si vous souhaitez mettre votre corps au repos, pourquoi pas, mais dans ce cas-là, jamais plus de 2 jours. Passé ce délai, c'est une folie de priver votre corps et de le malmener. Vous le traumatisez, il va s'en souvenir et vous faire payer l'addition en stockant ! Et si vous pratiquez le jeûne régulièrement, il stockera de plus en plus.

Quant aux jeûnes de bouillon de légumes, cela vous donnera des œdèmes et vous fera faire de la rétention d'eau… (Voilà, c'est dit !)

## Un repas mal arrosé

Même si parfois je suis tentée de boire pendant un repas, non par envie mais parce que j'en ai assez d'entendre chaque fois la même remarque : « Ah, mais tu ne bois rien en mangeant ? T'es sûre, tu ne veux pas un peu d'eau ? Oh là là, c'est bizarre », je me battrai jusqu'au bout pour ça avec vous : on ne boit pas en mangeant ! Jamais ! Ou alors une boisson chaude, mais pas d'eau, ni fraîche ni « à température », encore moins de boisson gazeuse et/ou sucrée. Je suis prête à vous supplier. Explication…

Quand on mastique et que la digestion commence, les aliments passent immédiatement à 37 °C dans l'estomac – même les aliments froids ou crus. Or si l'on boit de l'eau fraîche (ou à température ambiante), cela « casse » le bol alimentaire* que votre estomac constitue et provoque ce que l'on appelle « un choc thermique ». Il faut donc boire avant le repas, mais jamais pendant, pour laisser la digestion se faire correctement, puis attendre 45 minutes avant de boire à nouveau de l'eau, de préférence tiède ou au pire à température ambiante.

En revanche, il est essentiel de bien boire en dehors des repas pour ne jamais être déshydratée. Notre corps est d'ailleurs constitué à 65 % d'eau ! Je commence toujours ma journée au réveil par un grand verre d'eau tiède. L'idéal serait de boire tiède – jamais brûlant – tout au long de la journée. En Inde, par exemple, on boit tiède presque tout le temps pour respecter la température du corps. Personnellement, j'arrête à 17 heures max parce que je n'ai pas envie de me lever la nuit... si vous voyez ce que je veux dire.

Enfin, si vous aimez boire froid, voici sûrement une bonne façon de vous convaincre d'arrêter : l'eau froide, c'est la peau d'orange assurée ! L'eau froide n'apporte absolument aucun bienfait. Alors que l'eau un peu tiède est bénéfique pour tout : la peau, les cellules, les cheveux, la digestion.

**L'eau gazeuse**

Vous l'avez compris, c'est l'ennemie n°1 des femmes ! La bonne nouvelle, croyez-en mon expérience, c'est que l'on peut très facilement (bon, OK, avec un max de volonté) s'en passer ! J'y étais totalement accro depuis l'enfance. Je pouvais en boire jusqu'à 2 litres par jour. J'avais l'impression qu'elle était la seule à pouvoir me désaltérer quand j'avais soif ou chaud.

* Le bol alimentaire, selon Larousse : Masse d'aliments mâchés – amollis et agglutinés par l'action de la salive, des dents et de la langue – prête à être déglutie. Le bol alimentaire progresse tout le long du tube digestif (de la bouche à l'estomac, etc.) pour se transformer en bol intestinal, puis en bol fécal.

Il m'a fallu 5 semaines de sevrage pour m'en défaire définitivement. Aujourd'hui, impossible d'en avaler une seule gorgée. C'est comme si je goûtais un liquide totalement inconnu et, de surcroît, parfaitement repoussant – effet que m'a fait l'eau plate pendant 40 ans.

**L'eau du robinet**

Tout faire avec de l'eau en bouteille, ça a un coût autant pour votre porte-monnaie que pour la planète. Mais ne consommer que de l'eau du robinet… Je pense à cette formule « tout ce que nous ingérons doit être d'une qualité parfaite ». J'utilise donc de l'eau du robinet filtrée soit grâce à un filtre à charbon directement vissé au robinet, soit avec une carafe à filtre qui vous indique même quand il est temps de remplacer le filtre. Cela ne garantit pas une eau parfaitement pure, mais cela élimine nombre de produits chimiques, antibiotiques, hormones… contenus dans l'eau du robinet.

## EN CAS DE CONSTIPATION

C'est la seule fois où vous êtes autorisée à boire de l'eau glacée. Avec les prémices de la ménopause, de nombreuses femmes se plaignent de constipation. Boire un grand verre d'eau glacée notamment au réveil permet de créer un choc thermique au niveau du côlon pour stimuler le transit. (Certaines optent pour le café froid.)

**Thé ou eau ?**

Thé vert, thé noir ou thé blanc nature à volonté, mais toujours bio. À éviter : les thés aromatisés.

En revanche, le thé ne permet pas de réhydrater les cellules, en aucun cas il ne remplace l'eau.

## LE SAVIEZ-VOUS ?

Le cacao est très amer, mais excellent pour la santé et pour la forme. Selon certaines études, il possède trois fois plus d'antioxydants que le thé vert. Attention : mélangé à du sucre, il perd un peu de ses propriétés.

**Le café**

Le café brûle-t-il les calories ? Noooooon ! Car lorsque vous buvez du café (je dis « vous » parce que je n'en ai jamais bu, je n'en connais ni le goût ni les effets), il a été torréfié et donc sa concentration en acide chlorogénique – qui limite l'absorption des graisses et des sucres par l'intestin, et aide à brûler les calories – est fortement diminuée par rapport au café vert. En revanche, le café permet-il de s'assurer une bonne forme ? Oui, grâce à la caféine ! Il contient notamment des antioxydants, il stimule aussi la circulation sanguine. Chez certaines personnes, il fait passer le mal de tête.

Un bon conseil : préférez un café bio, torréfié chez les vrais torréfacteurs, au café industriel, chauffé à très forte température dans des cuves au contact d'aluminium, mauvais pour la santé.

**L'alcool**

Bon, là, je sais que vous allez me trouver détestable, mais je vous jure que c'est vrai, à part un bon verre de bourgogne une fois tous les jamais, je ne bois pas. J'ai une chance folle de ne pas aimer ça.

## L'ASTUCE EN OR MASSIF

–

Brossez-vous les dents juste après le repas. C'est l'astuce antigrignotage qui marche à 100 % ! Terminées les fringales ou les envies de sucre. Lorsque vous vous brossez les dents, vous envoyez à votre cerveau le signal que le repas est terminé. Mais ce n'est pas tout : la chlorophylle ne se combine pas, elle n'aime pas le sucré, les gâteaux, le chocolat... Car le goût de menthe apaise et « annule » les envies de gourmandise.

D'abord l'alcool est très calorique. Pour nous les femmes, à partir de 40 ans, il imprime vite sa marque sur le visage. L'idée est d'en consommer le moins possible. Mais comme je prône toujours la nuance, j'ai envie de vous dire de ne pas vous priver d'une coupe de champagne ou d'un verre de vin. À condition, dès le lendemain, de reprendre de bonnes habitudes : sport, repas équilibré... De tous les alcools, un (bon) vin rouge est de loin le meilleur, car la peau du raisin (noir) et les pépins macèrent avec le jus, il contient des tanins et donc des polyphénols, et des antioxydants qui contribuent à la prévention des maladies cardio-vasculaires.

### Sodas et boissons énergisantes

Est-ce vraiment utile de rappeler que les sodas et boissons énergisantes qui vous garantissent une forme du tonnerre sont à bannir ? Déjà, ces boissons (y compris celles qui sont censées vous accompagner pendant vos séances de sport) sont bourrées de SUCRE. Ensuite, elles contiennent des substances vraiment pas naturelles ni saines pour votre corps. Enfin, elles peuvent aussi provoquer des réactions physiques, comme des palpitations, maux de tête, des douleurs dans la poitrine… Merci bien !

## Oyez ! Oyez ! Avis à la population !

Je voulais conclure ce chapitre en vous disant qu'être « en forme » ne veut pas dire être mince à tout prix. Bon, ça ne veut pas dire non plus être en surpoids, c'est évident. C'est être bien dans son poids. Vous connaissez votre poids de forme et c'est celui-là qu'il faut viser, pas celui de la voisine qui a peut-être 10 centimètres de plus ou de moins, qui a accouché trois fois ou jamais eu d'enfants.

Il faut trouver le juste équilibre pour soi, celui qui permet d'être bien dans sa peau sans culpabilité ni frustration.

# 2

# BOUGE TON CORPS !

# I. C'EST D'ABORD DANS LA TÊTE !

Si vous êtes déjà convaincue, si vous pratiquez régulièrement une activité physique, si vous êtes adepte d'un sport en particulier, si vous pensez tout savoir et pouvoir sauter directement au chapitre suivant, je vous demande de faire un petit effort parce que d'abord ça me ferait de la peine, ensuite il n'est pas impossible que vous glaniez quelques précieux conseils. Pour les autres, ce chapitre va devenir une bible.

Il est d'abord important de comprendre et d'intégrer la nécessité de faire du sport. Et si, rien qu'en entendant le mot, vous vous sentez écrasée par le poids de l'effort et de la culpabilité, appelez ça « activité physique ». Cela veut tout dire et rien dire, et c'est ça qui est bien : vous pouvez y mettre ce que vous voulez. Ça a l'air idiot mais déjà, psychologiquement, vous n'envisagez plus la chose de la même façon. Combien de fois avez-vous été dans vos petits souliers quand on vous a posé la question (en général une fille bien gaulée) : « Le Pilates, j'en fais depuis 20 ans, avant même que ça arrive en France, mais bon ça, c'est la base. Sinaaan, je fais un peu de cardio tous les jours et du fitness, mais mon vrai truc, c'est l'escrime, c'est chanmé. Et toi, tu fais quoi, comme sport ? » Ben moi déjà je t'em… Bref. Comme pour l'alimentation, on a toutes un rapport différent à l'activité physique selon notre histoire, notre éducation, l'endroit où on a grandi, notre corps, notre métabolisme.

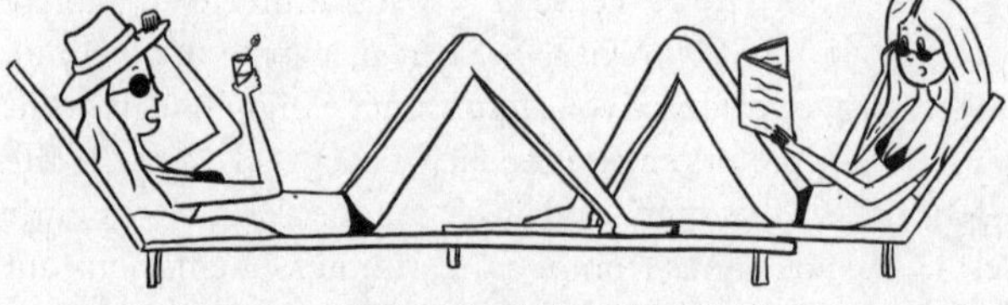

- Tu fais du sport, toi ?
- C'est-à-dire ?

Mes parents – ma mère était pourtant une grande sportive – ne m'ont jamais encouragée (encore moins imposé) à faire du sport. Pour être honnête, j'ai été dispensée de sport de la sixième à la terminale et je garde un souvenir atroce de la montée à la corde lisse (torture et humiliation) à l'école primaire et de l'eau glacée et chlorée de la piscine municipale. Donc je ne fais pas partie de celles et ceux qui ont grandi avec cette composante d'une éducation complète. Il fallait s'intéresser aux choses de l'esprit, être équilibrée et heureuse, certes, mais cela ne semblait pas devoir passer par la dépense physique. Passionnée de danse classique – je pratique assidûment la barre au sol et vais vous y convertir –, j'ai toujours regretté que mes parents ne m'aient pas obligée à en faire quand j'étais petite – oui, c'est aussi un livre de psychanalyse ! Au fil du temps, comme pour l'alimentation, j'ai essayé différentes disciplines et me suis forgé une méthode.

De nombreux philosophes – et pas les plus inintéressants – recommandaient la pratique du sport. Mais pas n'importe comment. En ce sens, je peux légitimement me réclamer de Platon, Aristote ou Sénèque pour qui il aurait été inenvisageable de pratiquer le sport dans l'unique but de parader et d'exhiber ses muscles afin de renvoyer une image physique et sociale parfaite. Très mal vu. Pour ces philosophes, le sport était le moyen d'atteindre la tranquillité de l'âme, d'améliorer sa « condition morale ». Aujourd'hui, on dirait que le sport est essentiel pour limiter le stress et être bien dans son corps et dans sa tête.

Pourquoi le sport a-t-il cette vertu-là ? Lorsqu'on pratique une activité physique, notre cerveau « se déconnecte » pour se concentrer sur nos SENSATIONS. Notre problème aujourd'hui, c'est justement que nous vivons totalement éloignés de nos sensations. Nous séparons en permanence le corps et l'esprit. La tête et les jambes, si vous préférez. Nous cogitons avant de ressentir et c'est là que nous nous trompons. Car toutes les émotions qui nous traversent, c'est d'abord dans le corps que nous les ressentons. La joie, le stress, la peur, la colère, la tristesse s'expriment d'abord physiquement. Parfois, c'est à peine perceptible. Par exemple, lorsque l'on est stressé, on respire plus vite et moins profondément, mais on ne s'en aperçoit pas. Une respiration courte entraîne des tensions dans le corps. L'angoisse se manifeste souvent par une « boule dans la gorge », la peur, par une « boule au ventre ».

Notre corps est celui qui nous renvoie les premiers signaux d'un mal-être.

L'année dernière, le 24 décembre, je me suis baissée pour soulever un carton, je me suis très clairement dit à ce moment-là « j'en ai plein le dos de Noël » et en me relevant, je me suis fait un lumbago. En effet, le mal de dos est très souvent l'expression de quelque chose qui cloche : trop de stress, de fatigue, de contrariétés, mais aussi pas assez d'exercice physique. Chez moi c'est immédiat, si j'arrête de faire du sport pendant 15 jours, je sens que je bouge moins bien, j'ai mal au bas du dos quand je me lève le matin et tout est à l'avenant.

Le sport a cette vertu magique de nous apaiser. Notre cerveau est alors en pause, il se concentre sur l'activité physique, l'action des muscles, notre respiration, notre cœur. En fait, dans un état d'équilibre parfait, nous devrions nous sentir en permanence comme après une séance de sport. Dès que nous perdons cette sensation de bien-être, c'est que notre tête a repris le dessus. D'ailleurs, chaque fois que vous vous sentez stressée, triste, préoccupée, faites du sport ! Même 20 minutes ! A minima, sortez marcher. En général, nous n'avons pas ce réflexe. Nous sommes « en boucle », nous ressassons et ce n'est pas bon du tout, car nous entretenons le déséquilibre.

Si vous trouvez l'activité qui vous convient, celle qui vous amuse et que vous pratiquez à votre rythme, vous n'aurez pas besoin de plus. Oubliez l'activité que vous détestez, où vous allez avec des pieds de plomb, mais que vous pensez devoir pratiquer parce que « tout le monde en fait » ou parce que « c'est (soi-disant) bon pour tout » ou que cela « fait un corps de rêve ». C'est le meilleur moyen d'abandonner, car votre tête ne suivra pas. De même, ne vous mettez JAMAIS au sport début janvier. Le sport ne doit pas faire partie des bonnes résolutions de la nouvelle année. Sauf si vous vous dites : « bon, cette année, je me mets au sport, je vais essayer différentes disciplines pour trouver ce qui me convient et commencer par y aller une fois par semaine ». Mais dans la réalité, ce n'est pas du tout comme ça que vous raisonnez, je vous connais ! Vous vous dites : « c'est plus possible, j'arrête pas de grignoter, je rentre plus dans rien, la semaine prochaine – on est le 31, il est 23 h 59 – je démarre la natation et le jogging quatre fois par semaine ». Je vous le dis, c'est mort. Et c'est normal, car ce n'est supportable ni physiologiquement ni psychologiquement. Vous vous en demandez trop d'un coup.

# II. LE SPORT, C'EST LA SANTÉ !

## Les bienfaits du sport

### Prévenir les maladies cardio-vasculaires

Le sport combat l'athéromatose (dépôt de plaques sur la paroi des artères, essentiellement composé de lipides, sorte de bouillie dure aussi appelée « athérome »), renforce le muscle cardiaque, rend le sang plus fluide et prévient la formation de caillots. L'exercice protège aussi de l'hypertension artérielle, de l'hypercholestérolémie (facteurs de risque de maladies cardio-vasculaires).

L'athéromatose touche plutôt les femmes de 50, 60 ans. Cependant, mieux vaut l'anticiper. Elle se caractérise par l'altération de la paroi artérielle et des dépôts graisseux qui peuvent obstruer les artères. C'est cela que le bilan cardio-vasculaire permettra notamment de déceler. Lorsque l'on fait du cardio, par exemple, on « monte » en fréquence cardiaque. Le cœur se vascularise pendant le temps où il ne se contracte pas, mais lorsque l'on fait un effort physique, le temps où le cœur se relâche est plus court. Et si les artères sont bouchées, le cœur va être moins vascularisé et le risque d'infarctus va augmenter.

**Prévenir certains cancers**

L'activité physique protégerait contre le cancer du côlon, du sein, de l'ovaire, de l'endomètre, de la prostate ou encore des poumons. D'abord parce que le sport permet en général de maintenir son poids de forme et d'éviter de trop « grossir » (les graisses sont un facteur de risque de cancer). Ensuite parce que le sport permet la réduction ou le maintien à l'équilibre du taux de certaines hormones (œstrogènes, stéroïdes, dopamine, endorphines...).

Pour le cancer du sein, par exemple, le sport permet de diminuer le taux d'estrogènes et de renforcer l'immunité. Concernant le cancer du poumon, l'augmentation de la fonction respiratoire permettrait de réduire la concentration d'agents cancérogènes...

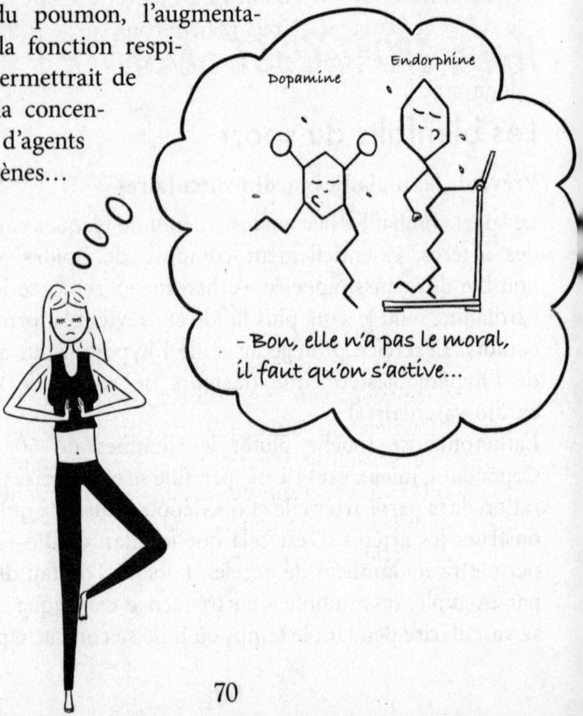
Endorphine
Dopamine
- Bon, elle n'a pas le moral,
il faut qu'on s'active...

**Renforcer les os**

Vous avez forcément entendu parler de l'ostéoporose, cette maladie caractérisée par une diminution de la masse de l'os. Les os deviennent plus fragiles et l'on risque la fracture à tout moment. Autour de l'âge de 65 ans, 39 % des femmes souffrent d'ostéoporose, 70 % chez celles de 80 ans (source : Inserm). Le sport permet de renforcer les os en les mettant au défi en permanence : les impacts (au sol notamment) de l'activité physique provoquent des lésions microscopiques qui « obligent » les os à réagir, se renforcer, se solidifier. Là, le sport agit donc en prévention.

**Diminuer le stress et favoriser le sommeil**

L'activité physique permet de libérer ce que l'on appelle les endorphines, les « hormones du bien-être » qui font baisser le stress et l'anxiété. (Nous reviendrons sur le fléau du stress et ses conséquences…) Le sport permet aussi de libérer de la dopamine.

## LES ENDORPHINES

Ce sont des hormones naturelles sécrétées par le cerveau, plus précisément par l'hypophyse. Elles peuvent soulager la douleur, ou provoquer une sensation d'euphorie. Le sport stimule cette sécrétion qui est déclenchée uniquement dans la durée (en général au bout de 30 minutes de pratique).

## LA DOPAMINE

—

C'est un neurotransmetteur, c'est-à-dire une molécule qui transmet des informations entre les neurones. La dopamine est émise par certains neurones dans les synapses, ces espaces situés entre les neurones. La dopamine est libérée par le cerveau, notamment lors de l'activité physique ; on l'appelle d'ailleurs « l'hormone du plaisir ».

**Prévenir la dépression**

Le sport augmente le taux de sérotonine dans le sang, un neurotransmetteur du cerveau qui favorise la détente.

**Être bien dans sa peau**

Aimer son corps, c'est s'aimer soi. Et l'exercice physique permet « d'habiter son corps ». Le langage du corps est essentiel dans notre société et pratiquer une activité physique peut permettre de fluidifier votre rapport aux autres, de vous donner confiance en vous, d'oser porter des vêtements que vous aimez et que vous pensiez n'être pas faits pour vous… Être bien dans son corps permet aussi de s'accepter dans l'intimité (si vous voyez ce que je veux dire).

**Prévenir l'arthrose**

J'espère que vous avez bien compris que le sport est également indispensable pour les articulations. Il peut vous aider à prévenir l'arthrose (la dégradation des cartilages) de la main, notamment celle du pouce. Il faut pour cela l'assouplir régulièrement par des exercices simples. Effectuez régulièrement des cercles avec le pouce, ou encastrez vos deux mains et exercez une forte pression (voir schéma) pour assouplir l'espace entre le pouce et le reste de la main. Enfin, vous pouvez placer un élastique entre le pouce et le majeur, et essayer de l'écarter pendant quelques secondes puis relâcher pour donner de l'amplitude.

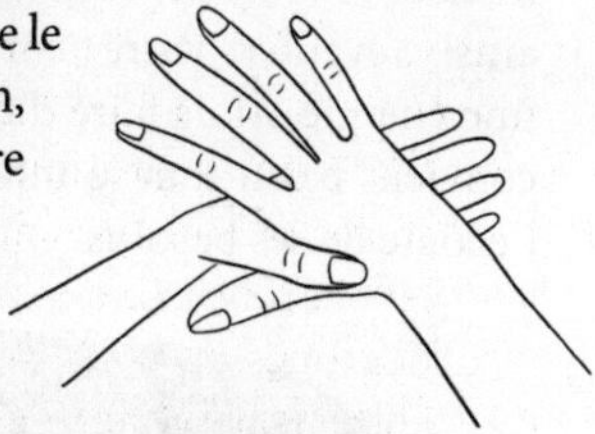

## MON BON CONSEIL

N'oubliez pas aussi les muscles du cou pour avoir un port de tête de danseuse… Allongez-vous sur le côté, et levez par petites séries votre tête vers le plafond. Faites la même chose de l'autre côté. C'est tout simple !

## L'aube, le soir ou la nuit ?

Inutile de le rappeler (mais je vais le faire quand même) : vous pouvez faire tout le sport que vous voulez, si vous mangez n'importe quoi, n'importe comment avec du sucre, du sel et des « ovnis alimentaires » en veux-tu en voilà, vous ne serez JAMAIS en forme ! Et que je ne vous entende pas non plus dire : « Le sport, sur moi, ça ne marche pas. » En revanche, il existe deux combinaisons possibles pour allier sport et alimentation.

**Tôt le matin, à jeun**

Vous pouvez juste boire un peu d'eau tiède au lever. La pratique du matin est celle qui va vous permettre de bien commencer la journée, et va agir plutôt sur le mental. Vous allez ainsi réveiller votre corps, lui donner une dynamique, une énergie. Mais faire du sport « au saut du lit » et à jeun ne convient pas à tout le monde. Encore une fois, il faut être à l'écoute de ses besoins.

**MON RITUEL**

—

Premier réflexe au saut du lit, je raidis tout mon corps vers le bas, tête vers la poitrine, épaules et bras baissés, poings serrés. Je monte comme ça sur la pointe des pieds en serrant les fesses, le périnée et le ventre et je tiens quelques secondes. C'est un excellent moyen de tout « déverrouiller » en même temps.

**17-18 heures, l'heure idéale**

Pourquoi ? Toujours cette histoire de taux du sucre naturellement présent dans votre organisme. Cette tranche horaire correspond au moment où vous avez épuisé le sucre naturel de votre corps (voir le chapitre 1 sur l'alimentation, p. 47). Pendant l'activité physique, le corps va alors puiser dans ses réserves et c'est là que vous allez brûler et éliminer au maximum vos dernières réserves de sucre.

**Pourquoi ne faut-il pas manger avant de faire du sport ?**

Lorsque l'on mange, le sang va directement à la digestion et pas au muscle. L'exercice physique ne sera ni agréable ni constructif. En revanche, après le sport, vous pouvez profiter de ce que l'on appelle la « fenêtre métabolique » : 30 minutes après la fin de l'exercice et pendant quelques heures, l'organisme absorbe avec plus d'efficacité les glucides et les protéines, il ne va pas stocker sous forme de graisses. Il est donc intéressant et conseillé de manger, après le sport, des légumes, des œufs… Un bon repas équilibré sans gras ni sucre.

## LE SAVIEZ-VOUS ?

Il est mauvais de pratiquer une activité sportive intense (sport d'endurance) 3 heures avant d'aller se coucher, cela perturbe le sommeil. Car le sport excite et le corps a besoin d'être dans une sensation de repos pour se préparer à ce que l'on appelle « la phase de sommeil ». Le corps libère des hormones qui vont doper l'énergie. C'est la même chose avec les enfants (et les papas ont bien du mal à le comprendre !) : plus vous excitez un enfant en fin de journée en espérant qu'il dorme plus vite, moins il trouvera le sommeil.

**Boire ou ne pas boire ?**

Les cours de sport sont très souvent rythmés par une pause où le prof vous invite à vous « hydrater ». Sur cette question, il y a deux écoles... Pour certains médecins que j'ai interrogés, il faut absolument boire pour empêcher la déshydratation. Pour d'autres, il est inutile de boire pendant l'effort parce que, notre corps étant constitué à plus de 60 % d'eau, il n'est pas du tout en manque et, par ailleurs, l'eau se loge aussi dans les poches de cellulite, dans la peau d'orange. En ne buvant pas pendant une séance de sport, le corps va non seulement brûler les graisses, mais puiser dans cette eau stockée. Cela permet de purifier l'organisme. Si vous êtes plutôt convaincue par cette école (pour ma part, je ne bois jamais pendant la séance et je trouve que cela déconcentre et relâche l'effort), vous pouvez recommencer à boire une vingtaine de minutes après, au moment où vous sentez votre corps se refroidir. En général, je prends une douche, je me rhabille, puis je me remets à boire au moins 1/2 litre d'eau tiède par petites gorgées, cela renforce le drainage offert par le sport. Lorsque le corps est sollicité, il évacue les déchets et élimine les toxines. C'est un mécanisme aidé par la transpiration, les pores évacuent toutes les impuretés accumulées.

# III. PLUS D'EXCUSES...

J'ai essayé dix fois de courir ou de nager, j'ai TOUJOURS abandonné alors que c'est tout le contraire de ce que je suis (vous savez, le genre ultradéterminé qui va au bout des choses et ne lâche jamais rien). Pratiquer une activité physique ne doit être ni une contrainte ni une épreuve. La motivation n'est absolument plus un problème dès lors que vous avez trouvé votre « truc ».

Une fois trouvé, le plus important pour que cela soit efficace est de pratiquer avec assiduité et dans la continuité. Car se mettre au sport 2 mois avant les vacances d'été et s'arrêter une fois les beaux jours envolés ne sert à rien. Ne vous fixez pas des objectifs inatteignables. Ne vous imposez pas un programme que vous ne pourrez pas tenir sur la distance ni au fil de l'année parce qu'il ne correspond pas à votre emploi du temps. Si caser une séance de sport devient une source de stress, vous en perdrez tout le bénéfice. Préférez 20 minutes de marche par semaine toutes les semaines, plutôt qu'une heure et demie à fond toutes les 3 semaines… De même, 5 minutes d'abdos deux fois par semaine seront beaucoup plus efficaces qu'une grosse séance tous les mois.

Alors, vous allez me dire, comment s'astreindre à une certaine régularité quand on a du travail, des enfants et pas du tout envie de se bouger entre novembre et mars ? D'abord, sachez que c'est normal de l'envisager comme ça ! Mais, encore une fois, comme pour l'alimentation, quand vous avez un certain équilibre, vous pouvez vous permettre des « écarts » ! Les semaines où je n'ai matériellement pas le temps de faire du sport, je m'en dispense avec un peu de frustration, mais sans aucune culpabilité. Je fais, par exemple, 1 heure de fitness le week-end sur mon tapis ou je vais plus souvent travailler à pied.

## Trop tard pour commencer ?

Jamais !

Celles et ceux qui pratiquent un sport depuis l'enfance sont, c'est vrai, les plus chanceux. Ils se sont forgé une santé physique, des articulations mobiles, une musculature profonde et sont un peu plus que les autres protégés des problèmes de dos ou articulaires, et du ventre relâché. J'adore voir des amis de mon âge qui jouent encore au foot entre copains ! C'est un défouloir aussi et la garantie d'un meilleur sommeil – et quelques heures de tranquillité à la maison, on ne va pas se mentir. Mes amies qui, jeunes, ont fait beaucoup de danse classique et ont continué adultes, notamment en pratiquant la barre au sol, ont de jolis corps et un bon maintien.

Comme pour l'alimentation, c'est à l'âge adulte que j'ai pris conscience de la nécessité d'une activité physique régulière. Il faut cibler ce qui sera important pour les années à venir : mobilité, masse musculaire suffisante, articulations, etc. À 40 ans, on est en pleine forme ! C'est un âge extraordinaire pour les femmes à tous points de vue et le bon moment pour démarrer le sport ou – surtout – ne pas s'arrêter ! Car les tendons, les muscles, nos artères, notre souffle peuvent se modifier, se fragiliser.

**MON CONSEIL**

**–**

Il est bon d'aller voir votre médecin pour un examen clinique et un bilan sanguin, et lui parler de vos douleurs, problèmes de sommeil, niveau de stress (on va y revenir), bref, de votre forme générale (moral et énergie).

## La régularité

Si vous débutez et que vous êtes très occupée par ailleurs, une fois par semaine, c'est déjà formidable. Si vous êtes une sportive confirmée ou si vous avez l'habitude de pratiquer depuis longtemps, trois fois par semaine, ça suffit aussi largement. Mais l'astuce, c'est de se créer un rendez-vous.

Comment ?

• En vous inscrivant à **un cours dans une salle de sport**, par exemple. Une heure précise, un jour précis, rien de tel pour être fidèle à votre promesse. Et comme vous payez à l'avance, vous n'aurez pas le choix, vous vous sentirez obligée d'y aller. Je suis mes deux cours de barre au sol chaque semaine (un le mercredi, un le samedi, plus facile) ; ces rendez-vous sont sanctuarisés et j'en ajoute d'autres quand j'ai le temps.

• Ceux qui ont le budget peuvent s'offrir les services d'un **coach personnalisé.** Ce rendez-vous est très motivant, car c'est du sur-mesure et vous n'avez pas à vous déplacer. Le coach est formé pour vous faire pratiquer en fonction de vos capacités, il connaît vos points faibles et sait parfaitement comment vous encourager, vous faire progresser et prévenir les blessures, car il vous corrige en permanence. C'est un bon moyen de pratiquer avec assiduité, mais c'est un budget.

• **Le coup de fil à un ami.** Si vous souhaitez pratiquer sans cours, ni coach, ni budget, mais que vous avez du mal à vous motiver, donnez rendez-vous à un(e) ami(e). L'idéal est de retrouver quelqu'un d'un peu meilleur ou de plus avancé que vous et que cela amuse de vous donner du fil à retordre.

• **En solo.** En ce qui me concerne, j'aime pratiquer seule et sans musique pour me concentrer uniquement sur mes sensations et me vider totalement la tête. Faire du sport, c'est aussi un moment précieux pour soi.

**ACHTUNG !** Attention (oui, en allemand, ça fait plus peur) à la bigorexie. Si vous faites du sport tous les jours, que cela vous rend malade de ne pas pratiquer pendant 24 heures, vous déprime totalement et tourne à l'obsession… c'est sûrement que vous êtes dépendante au sport (comme d'autres à la cigarette !) et que quelque chose cloche sur le plan psychologique. Par ailleurs, c'est la porte ouverte aux blessures. Il faut pratiquer avec intelligence et repousser ses limites… dans la limite du raisonnable.

## COUP DE ♡

Si vous voulez un coaching personnalisé, en toute sécurité et à l'heure que vous souhaitez, c'est Lucile Woodward qu'il vous faut ! Journaliste scientifique de formation, elle est aujourd'hui une coach sportive et bien-être reconnue. Elle a sauvé mon confinement du printemps 2020. Vous pouvez vous abonner à sa chaîne Youtube et acheter ses programmes en ligne. Des programmes sport et alimentation qui se déroulent souvent sur 4 semaines. Le contenu est très détaillé et enrichi de guides pédagogiques, vidéos, kit d'organisation… Lucile propose des séances fitness, yoga, mais aussi des cours plus spécifiques comme « Défi ventre plat », « Défi jambes fines ». Elle a le secret pour nous faire tenir dans la longueur. Impossible de décrocher au milieu du programme ! Et si toutefois vous abonner est trop onéreux, vous pouvez avoir accès gratuitement à ses vidéos de coaching (choix moins large évidemment, mais déjà très efficace, surtout pour débuter).

« Il n'est jamais trop tard pour se mettre au sport, même à 70 ans, 80 ans ! L'important est de ne pas se stresser et de se fixer des objectifs faciles à atteindre dès le départ. Chaque jour 10 minutes, puis peu à peu on allonge !

« Autre chose importante : les gens pensent que l'on peut changer 15 ans de mauvaises habitudes en 3 mois. Non, le sport, cela prend du temps, il faut faire preuve de patience et les résultats ne vont pas se voir tout de suite. Le corps a besoin de beaucoup de temps pour s'adapter à un effort régulier.

« Enfin, j'aimerais dire à tous celles et ceux qui se découragent de ne pas prêter attention aux éventuelles réflexions de l'entourage. Un mari, une femme, un enfant, des copains qui vous disent “10 minutes par jour ?! Mais ça sert à rien !,” n'écoutez pas !!!… Vous êtes sur la bonne voie ! »

Lucile Woodward.

## Combien de temps ?

30 MINUTES : c'est le chiffre clé pour que le sport vous apporte un bénéfice. En dessous, les bénéfices sur le corps sont moins importants. Après 30 minutes, « l'usine » corporelle se met en marche. Les endorphines se déclenchent… La fonte des graisses débute…

On conseille de laisser le muscle se reposer pendant 48 heures après un effort de minimum 30 minutes. Vous pouvez, en revanche travailler d'autres muscles. Par exemple, si vous avez fait un footing, vous ne courrez plus pendant 48 heures, mais vous pourrez faire une séance de Pilates, de yoga ou de fitness.

### ASTUCE

**Comment mesurer une activité physique « rentable » ?**

On doit être en « sous-maximale », c'est-à-dire à la juste fréquence cardiaque, celle qui convient à votre corps pour ne pas être dans le rouge. Pour cela, il faut prendre la fréquence maximale théorique : 220 moins votre âge. Pour moi, par exemple, c'est 220 – 45 = 175. Puis il faut faire en sorte que la fréquence cardiaque soit comprise entre 70 % et 80 % de ce résultat. Il existe aujourd'hui de nombreux outils connectés pour calculer sa fréquence cardiaque. On peut en utiliser au début, ensuite on l'oublie car le corps conserve la mémoire du rythme à tenir.

## LE SAVIEZ-VOUS ?

–

Pourquoi les sportifs et les danseurs palpent-ils régulièrement leurs muscles pendant l'entraînement ? Rien à voir avec l'ego, le culte de soi : c'est en fait une excellente méthode pour sentir son muscle qui travaille, rendre très concrète votre séance de sport. Bref, une astuce pour se motiver !

## LE BON CONSEIL

**(qui peut sauver une vie, mais vous faites ce que vous voulez, je ne suis pas votre mère)**

–

Laissez vos écouteurs à la maison ! À vélo, en courant... cela peut être très dangereux ! Si vous êtes en ville, je comprends que vous ayez envie de faire taire les pollutions auditives, mais il vous faudra redoubler de vigilance, car vous prenez le risque de ne pas entendre une voiture arriver. En revanche, si vous avez la chance de pratiquer en pleine nature, je vous recommande de ne rien écouter d'autre que le silence. C'est aussi comme cela que l'on se détend ou que des idées viennent.

# IV. MEET ME ON THE MAT !*

Maintenant qu'on a bien pris le temps de réfléchir, eh bien, il va falloir s'y mettre. Mais avant de se lancer, il faut savoir où vous allez et démêler le vrai du faux : « le jogging, c'est formidable », « le jogging, c'est mauvais pour TOUT ! surtout pour les femmes », « la danse ? c'est pas du sport », « la barre au sol ? il n'y a rien de plus complet ! », « la natation, c'est LE sport par excellence ! ».

La liste serait longue des disciplines qui s'offrent à vous, et je n'ai pas l'intention de vous la dresser. Je veux juste vous donner quelques clés pour éclairer vos choix.

Et si je vous encourage à tester différentes disciplines, c'est que je suis convaincue qu'il vaut mieux faire peu, à moitié, pas hyperrégulièrement, que de ne rien faire du tout. Rester assise à un bureau, ne marcher que dans les transports et pour faire les courses, puis passer 8 heures dans son lit, ça n'est pas possible !

## La bonne combinaison (toujours !)

Comme pour l'alimentation, il existe des bonnes combinaisons ! Bien faire du sport devient efficace quand on associe « cardio » et « exercices de résistance », c'est-à-dire ceux qui sollicitent les muscles profonds. Ces muscles (le psoas, l'iliaque, l'ilio-dorsal, le long dorsal, les intervertébraux...) sont très, très importants, car ce sont eux qui tiennent notre corps, nos articulations. Il ne s'agit pas de travailler uniquement le volume du muscle (ce qui se voit), mais aussi de travailler ceux que l'on ne voit pas et dont le rôle est essentiel pour notre forme. Ces muscles sont aussi responsables du placement de notre corps et de la finesse de nos articulations. C'est

* « Rendez-vous sur le tapis »... mais en français, ça fait tarte.

par exemple le cas du muscle piriforme, qui part du sacrum (si vous avez des lacunes en anatomie, je vous encourage à consulter Google) pour s'encastrer dans le bassin. Ce petit muscle contribue à contrôler toute la position de l'articulation dite « sacro-iliaque ». Concrètement, pratiquer le tennis (un sport asymétrique comme le golf) ET la barre au sol est une bonne association, tout comme le vélo (qui met le dos à rude épreuve) ET la natation…

## LES IMPACTS AU SOL

—

Si vous avez le dos, les genoux ou les articulations fragiles ou douloureux, si vous êtes en surpoids, il faut éviter les sports à impacts violents comme la course à pied ou le tennis. Il est néanmoins très important de pratiquer un sport avec un impact au sol pour renforcer la calcification des os, notamment ceux du col du fémur. L'impact au sol crée des vibrations dans les os qui permettent au corps de fabriquer des protéines pour rigidifier les os. Pour cela la marche est excellente ! C'est d'ailleurs globalement une activité physique for-mi-da-ble. Parfaite pour l'endurance, idéale pour le corps et sans risque de blessures. Les danseurs, par exemple, sont de grands adeptes de la marche plutôt que de la course qui est trop violente pour leur corps.

## Endurance et résistance

### Les sports d'endurance

Ceux qui font travailler le cardio (attention, « cardio » ne veut pas dire s'arracher les poumons à la limite du malaise et perdre son poids en eau ! On fait souvent du cardio sans même s'en apercevoir).

- **Le jogging :** Bien courir, cela s'apprend ! Il faut une course fluide et légère qui limite la violence du choc au sol, un bon déroulé du pied… Sinon, gare aux traumatismes des chevilles, des genoux ou du bas du dos. Si vous courez sur du béton ou du bitume, n'hésitez pas à investir dans une excellente paire de chaussures de course.

- **Le vélo :** C'est un excellent sport pour travailler votre cardio, surtout si vous n'aimez pas la course ou la marche rapide. En revanche, en cas de mauvais genoux ou de dos fragile, il n'est pas très conseillé. La position de la selle ne doit pas être trop basse pour ne pas abîmer votre dos, il faut se tenir bien droit, éviter à tout prix le dos rond et pédaler avec la pointe des pieds pour plus de souplesse et de douceur pour les articulations. Attention au vélo d'appartement mal réglé où l'on adopte une mauvaise position et où il n'y a personne pour nous corriger !

- **La natation :** Si vous aimez, c'est excellent pour… tout ! Notamment le dos, car, portée par l'eau, vous subissez moins d'impacts ou de mouvements en force et vous avez peu de risques de vous blesser. Très bon aussi pour le souffle et pour se détendre. Pas de bol, moi, je déteste ça !

- **Le golf ?!** Ça ne va pas faire plaisir à tout le monde, mais selon certains médecins, « ce n'est pas vraiment du sport », au motif que l'on se dépense peu. Pourtant c'est celui que choisissent beaucoup d'anciens champions de haut niveau, toutes disciplines confondues : Yannick Noah, Alain Boghossian,

Christophe Pinna, Cédric Pioline, Florence Masnada et j'en passe. Tous ont choisi le golf. Comme le tennis, c'est un sport asymétrique. Autre inconvénient : cette discipline n'est financièrement pas accessible à tous et il faut avoir beaucoup de temps pour la pratiquer correctement et avoir une chance de progresser.

## ROUGE COMME UNE TOMATE

Après la pratique d'un sport d'endurance, vous avez forcément le visage rouge. C'est un processus normal : les petits vaisseaux cutanés du visage permettent notamment d'évacuer la chaleur. Mais l'on entend souvent que cela fait éclater les vaisseaux et que ce n'est pas bon, à terme, notamment pour les femmes dont le visage serait à la longue abîmé. Apparemment, c'est infondé. La course ne peut pas générer de la couperose, par exemple. En revanche, pratiquer (trop) régulièrement peut parfois émacier. Et comme, naturellement avec l'âge, le visage se creuse, il est important de manger suffisamment et équilibré.

**Les sports de résistance**

Ceux qui sollicitent les muscles profonds.

• **Le yoga :** En Inde, c'est une pratique ancrée dans le quotidien depuis des millénaires. On le pratique dès le lever (et souvent avant le lever… du jour) et à jeun. Le yoga est multiple : il y a de nombreuses disciplines, des « écoles » différentes, des enseignements différents. J'ai fait de l'ashtanga (un yoga très dynamique, intense et profond) pendant 20 ans jusqu'au jour – tiens, justement autour de 40 ans... – où je n'en ai plus eu envie du tout ! J'ai essayé tous les yogas et aujourd'hui je pratique finalement très peu et j'aime davantage les disciplines comme le yin yoga (très profond et postural) ou le vinyasa (pour schématiser, une version plus light et moins dogmatique de l'ashtanga).

Pour les passionnés, pratiquer le yoga au quotidien est formidable pour combiner le renforcement musculaire, les étirements, le cardio, la souplesse. Afin de pratiquer chez soi en solo, il faut quand même avoir des bases et je conseille de suivre d'abord quelques cours. Pour l'écriture de ce chapitre, je suis allée sur Internet voir les cours proposés par des « professeurs » en tous genres… Attention ! il y a à boire et à manger ! Et notamment beaucoup de vidéos peu professionnelles qui vous donnent une fausse idée de la discipline.

Je n'ai jamais aimé les cours particuliers, car l'émulation de groupe est très importante dans le yoga. Personne ne juge personne dans cette discipline, vous avez donc le temps de prendre vos marques. D'ailleurs si votre objectif est d'être performante dès le début et de voir une évolution significative à chaque cours, mieux vaut abandonner tout de suite, c'est l'inverse de l'esprit du yoga…

• **La barre au sol :** Ma passion ! Ça a changé ma vie (oui, oui, les grands mots). Je trouve que c'est bon pour tout. Je trouve que l'on ne met pas assez en avant cette pratique aussi intéressante pour les femmes que pour les hommes, accessible à tous les âges et bonne pour tout ! J'ai vu des hommes et des femmes démarrer après 40 ans et en tirer un grand bénéfice.

À partir de 25 ans, la femme perd du collagène (c'est ce qui permet d'assurer la densité de la peau et de maintenir une bonne santé articulaire) et lorsqu'elle travaille ses muscles en profondeur, elle aide la synthèse du collagène à se poursuivre. Les exercices de barre au sol permettent donc aux tissus des muscles de garder élasticité et résistance pour prévenir le vieillissement, mais aussi améliorer la circulation sanguine et lymphatique. On perçoit aussi les effets positifs sur la qualité de la peau puisque la barre au sol a des vertus drainantes et que le corps travaille de façon tonique.

Si vous faites beaucoup de fitness ou d'abdo-fessiers sans compléter avec de la barre au sol, vous allez développer des muscles trop « ronds », c'est-à-dire saturés de toxines. Un muscle rond qui n'est ni travaillé en profondeur ni étiré devient raide. Un muscle raide est un muscle bloqué qui entraîne une perte de la mobilité articulaire. Un bon muscle résistant est un muscle élastique et fin.

La barre au sol se pratique à l'horizontale pour renforcer toute une chaîne de muscles que l'on ne sollicite pas dans la vie de tous les jours. Ce travail au sol (étirement, placement, travail des muscles profonds, respiration) permet de retrouver une position parfaite une fois debout. On sollicite par exemple les ischions (les os des fesses qui se rattachent à la hanche) pour prévenir l'arthrose de la hanche. Situés à l'intérieur de la cuisse, les adducteurs permettent de verrouiller le bassin en station debout ou lorsque l'on est en appui sur une jambe ; lorsqu'on les mobilise, on travaille l'élasticité et donc la prévention d'une élongation, voire d'une déchirure musculaire.

Enfin, la barre au sol permet aussi d'engager le périnée, groupe de muscles qui entourent l'urètre, le vagin et l'anus et soutiennent toute la zone abdominale. Son rôle est donc très important. Et tout le monde a un périnée… les hommes aussi ! Après un accouchement, il est recommandé de le rééduquer, (MÊME quand on a accouché par césarienne), notamment par un travail de respiration pour éviter les descentes d'organes et les problèmes d'incontinence qui peuvent survenir à partir de 60 ans. C'est donc dès 40 ans qu'il faut muscler son plancher pelvien ! Vous pouvez le faire n'importe quand : en marchant, en montant un escalier…

Mais – oui, il y a un « mais », désolée – pour pratiquer la barre au sol, il faut être patient et ne pas se décourager, car c'est « difficile », on progresse petit à petit, il y a des paliers à franchir. Je vois toutes les semaines des élèves qui n'arrivent pas à progresser : c'est un effort à fournir, il y a des déclics à avoir. Il faut donc être très attentive aux consignes et aux corrections du prof.

## ET LE CŒUR DANS TOUT ÇA ?

### Trois questions au Dr Dufour, cardiologue

**Certains sports sont-ils meilleurs que d'autres pour le cœur ?**

À 40 ans, vous pouvez pratiquer le sport que vous voulez, sans limites (ou presque), mais toujours dans une certaine mesure – valable pour tout dans la vie, me semble-t-il.

**Est-il dangereux de solliciter son cœur ?**

Non, au contraire ! Le cœur est un muscle. Plus il est entraîné, mieux il fonctionne. Quand le cœur fait du sport, il fait juste son boulot ! Mais ce que le cœur aime par-dessus tout, ce sont les sports d'endurance, c'est-à-dire un exercice physique long et régulier : course à pied, vélo, randonnée dynamique, natation… Lorsque l'on pratique une activité, le cœur envoie le sang dans les vaisseaux, qui sur la longueur se dilatent pour inonder les muscles avec du sang oxygéné. Le cœur travaille de façon efficace, utile et nécessaire.

**Qui sont les ennemis du cœur ?**

Sans hésiter : la cigarette. C'est un tueur de cœur. Tous les produits de combustion qui sont contenus dans une feuille de tabac et dans une cigarette circulent dans les poumons et dans le sang. Ce n'est pas la nicotine en tant que telle qui est nocive, mais tous ces produits hautement toxiques qui attaquent les parois du cœur. Avec une cigarette, ce sont près de cinquante produits qui passent dans l'organisme.

Dans une moindre mesure, mais à prendre tout aussi au sérieux, le sel et le sucre (producteur de mauvaise graisse) sont deux grands ennemis du cœur.

## CE QUI ME CONVIENT À MOI

Je déteste nager et, encore plus, courir. Je fais donc : 2 heures de barre au sol par semaine (ça, c'est le minimum) + une séance en plus dans mon club, bodysculpt, yoga, graceful movement, swiss ball... (n'importe quoi pour éviter la routine) + une ou deux séances chez moi seule avec mon ordinateur.

Et quand je suis en dehors de la ville, je marche tous les jours une heure dans la campagne ou sur le sable en fonction de l'endroit où je me trouve.

## Pas vraiment du sport ? Ah si !

### La méthode Pilates

Plus qu'un sport ; le Pilates est une méthode holistique (oui, un mot à la mode qui veut dire « globale », en fait). J'ai découvert le Pilates il y a quelques années seulement. Je ne comprenais pas cette pratique. Moi qui suis plutôt sportive, je trouvais ça facile, un peu bidon. Or, c'est tout le contraire ! Quand on vous l'enseigne bien (merci Hava), on se rend compte que c'est profond, exigeant, et qu'il y a, là aussi, un déclic à avoir. On peut pratiquer le Pilates à n'importe quel âge. Vous avez sûrement remarqué qu'il existe plein de Pilates différents. Perso, je prône le « vrai » Pilates, celui créé par Joseph Pilates *himself*. Inventé à la fin du XIXe siècle, c'est un ensemble de mouvements qui permettent de travailler les muscles, la posture et la mobilité en douceur mais aussi en profondeur et qui se pratique notamment sur le Reformer, sorte de table munie de sangles, de ressorts et de chariots roulants.

Le Pilates est un sport « sur mesure », c'est-à-dire que le professeur doit systématiquement adapter les appareils à votre corps, vos faiblesses. Fuyez les cours de Pilates où vous êtes trente dans la salle, vous ne progresserez jamais et l'enseignant ne pourra pas vous corriger… Ça ou rien ? Rien ! Le Pilates s'apprend, c'est une discipline très dogmatique, les postures se travaillent, votre tête doit comprendre ce que vous demandez à votre corps.

Comme la barre au sol, le Pilates est un excellent médicament pour le dos ! De même que le yoga, il permet d'aligner le corps et l'esprit. On ne respire que par le nez. D'ailleurs Joseph Pilates répétait toujours (oui, je l'ai bien connu étant donné qu'il est mort en 1967) : « La bouche est faite pour embrasser et pas pour respirer. » Formidable aussi en complément d'un sport très « cardio ». Par exemple, aux États-Unis, tous les grands sportifs pratiquent le Pilates pour travailler les muscles profonds et la souplesse.

**Le renforcement musculaire**

Il est essentiel. Préférez à petites doses tous les jours plutôt qu'une grande séance mal réalisée. Lorsqu'un muscle travaille, il prend du volume, on développe ce que l'on appelle la « masse musculaire ». Mais ensuite, pour récupérer, ce muscle a besoin d'énergie, de « nourriture ». Il faut lui apporter des protéines, d'où l'importance de bien s'alimenter. Je vous rassure, impossible d'alourdir votre silhouette ou de fabriquer de « gros » muscles avec le renforcement musculaire ; vous allez gagner en maintien avec une ceinture abdominale tonique qui vous permettra d'avoir un ventre plat et un dos résistant. Et si vous craignez pour vos bras, sachez que des bras fins, ce sont justement des bras musclés et dessinés.

Le renforcement musculaire, c'est un accompagnement de tous les jours pour que votre corps ne souffre pas de petits ou de grands maux. Vous travaillez vos abdos, obliques, fessiers, lombaires, quadriceps, adducteurs, un peu de gainage… pour être « tonique », donc en forme au quotidien.

## L'ÉLECTRO-STIMULATION LE « NOUVEAU SPORT » ?

L'électrostimulation permettrait de sculpter tous les muscles en même temps grâce à un courant électrique diffusé par des électrodes sous la supervision d'un entraîneur qui vous fait enchaîner des mouvements dynamiques comme des séries de squats, fentes, abdominaux… Franchement ? Puisque l'objet de ce livre est de vous donner mon avis : je me fiche un peu de connaître les bénéfices/risques, je trouve que ce n'est pas du sport. Le simple fait qu'il faille attendre 5 jours entre deux séances ne me dit rien qui vaille.

## LE SAVIEZ-VOUS ?

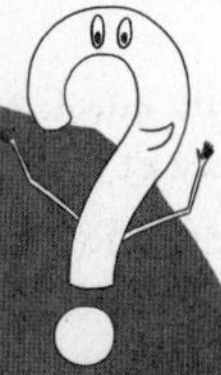

La transpiration n'est absolument pas un gage de séance de sport réussie ! Cela ne signifie pas que vous avez bien ou mieux travaillé. Le Pilates ou la barre au sol ne font pas spécialement transpirer et pourtant vous travaillez en profondeur. La transpiration correspond juste au mécanisme du corps qui évacue la chaleur. Transpirer permet d'éliminer certaines toxines et de renforcer le système immunitaire. Il faut respecter la transpiration et ne surtout pas mettre de déodorant antitranspirant.

## Avant/après

**Bien s'échauffer et… bien respirer**

Une chose met tout le monde d'accord : il faut absolument s'échauffer avant de pratiquer un sport. Rotation des poignets, chevilles, cou… Une petite foulée de « démarrage », de grandes inspirations/expirations… Quelques flexions/extensions… Il ne faut surtout pas prendre cette étape à la légère, car elle consiste à mettre en marche votre corps et surtout à envoyer au cerveau le message qu'il va devoir se conditionner à faire du sport.

Quant à la respiration, elle est essentielle dans notre vie de tous les jours, mais encore plus quand on pratique une activité physique. Lorsque vous respirez, vous oxygénez votre sang et cela permet de nourrir vos muscles. Combien de fois sommes-nous en apnée sous le poids de l'effort ?! Mais la respiration s'améliore, elle aussi, avec l'entraînement et la régularité. Inspirez par le nez et soulevez les côtes, soufflez par la bouche en baissant les côtes pour vider l'air des poumons. Lorsque vous faites cela, vous travaillez aussi les muscles intercostaux.

## LES COURBATURES

Savez-vous quelle est la cause d'une courbature ? C'est le résultat d'un effort inhabituel ou trop intense des tissus musculaires. Il s'agit de micro-œdèmes et de microlésions au sein du muscle. C'est un processus normal. En revanche, ne pas avoir de courbatures après votre séance de sport ne signifie pas que vous n'avez pas assez ou mal travaillé, mais simplement que vous travaillez régulièrement vos muscles et qu'ils sont habitués à l'effort demandé.

Une courbature dure en général 24 heures ; si elle persiste après 72 heures, il faut consulter, car cela ressemble davantage à une contracture.

Pour limiter les courbatures, il faut bien boire avant et après (vous vous souvenez ?), bien s'échauffer et s'étirer régulièrement.

**Quid des étirements ?**

Cette question divise. Pour certains médecins ou profs, s'étirer est essentiel et excellent justement pour avoir un muscle fin et en bonne santé. Pour d'autres, trop d'étirements ou des étirements mal réalisés peuvent fragiliser les muscles et entraîner des déchirures. Ce qui est sûr, c'est qu'il est préférable de séparer la séance d'étirements de la séance de sport. Le bon moment pour s'étirer est au minimum 4 ou 5 heures après la séance. Pendant la pratique, les fibres musculaires subissent des microlésions (voir encadré ci-après) et si l'on fait des étirements tout de suite après, on aggrave ces lésions. L'idéal est de faire chaque semaine deux séances de 45 minutes d'étirements éloignées de vos séances de sport. Étirés de cette façon, vos muscles travailleront mieux.

Voici un exercice d'étirement précieux (et encore plus si vous souffrez du dos) : à quatre pattes sur votre tapis, faites une succession de « dos rond » (regard vers le ventre) et de « dos creusé » (regard vers le ciel). Cela permet de fluidifier, de donner de la mobilité et de renforcer votre colonne vertébrale.

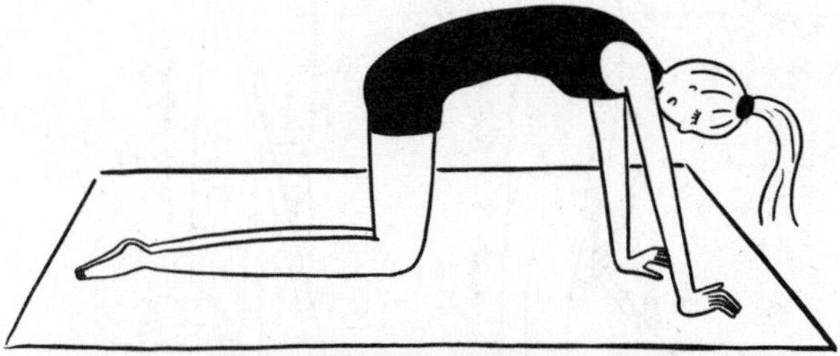

## LE SAVIEZ-VOUS ?

6 secondes, c'est le temps qu'il faut à un muscle pour se relâcher. Essayez de faire durer chaque étirement 1 minute, ce sera plus efficace. Mais si vous n'avez pas le temps, 30 secondes, c'est déjà très bien !

**La douche**

Après l'effort, dès que l'on commence à se refroidir, il est conseillé de prendre une douche. Pas trop chaude, tiède et même froide, l'été, si vous avez le courage, c'est excellent, car cela libère des endomorphines. Comme les endorphines, ce sont des hormones naturelles libérées par le cerveau, notamment par l'hypothalamus et l'hypophyse. Une fois sécrétée, l'endomorphine se diffuse dans le système nerveux, les tissus de l'organisme et le sang. C'est un « médicament » naturel contre les angoisses ou même la dépression.

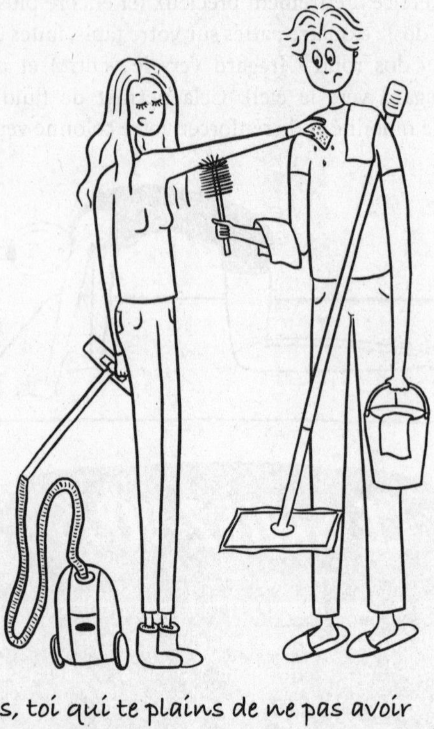

– Tiens, toi qui te plains de ne pas avoir le temps de faire du sport... On trouve toujours des solutions quand on cherche !

# LE SAVIEZ-VOUS ?

Au fil du temps, nous nous tassons (à partir de 40 ans, on peut perdre 1 centimètre tous les 10 ans) et nous nous voûtons (la fameuse bosse de chameau chez les personnes âgées). Lorsque l'on travaille, que l'on cuisine, que l'on s'active à diverses tâches, notre corps est toujours penché vers l'avant. C'est mauvais pour le dos, les cervicales, la tenue générale. N'hésitez pas à faire des exercices pour inverser cette tendance. Allongez-vous sur le ventre, mettez un coussin sous votre bassin, un poids sur vos chevilles pour ne pas qu'elles décollent du sol (un sac de sable, par exemple), posez vos mains sur les fesses et décollez vers le plafond votre buste, votre tête, votre regard vers le ciel... Vous êtes en train d'inverser votre colonne.

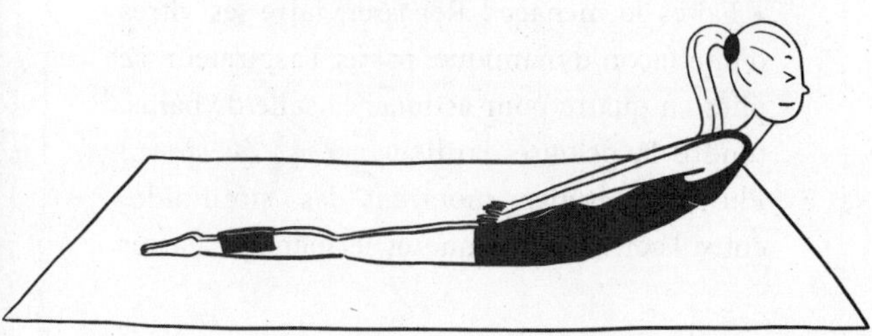

# RÈGLE D'OR POUR UNE SILHOUETTE « EN FORME »

—

Apprenez à saisir au vol toutes les petites occasions qui permettent à votre corps de se mettre en marche à différents moments de la journée.

• Ne prenez jamais l'ascenseur (sauf si vous êtes ultrachargée) et montez les escaliers sur la pointe des pieds en serrant les fesses et en rentrant le ventre. Et si vous êtes en avance (ben oui, parfois ça arrive), montez et descendez l'escalier trois fois !

• Dans le métro, ne vous asseyez pas systématiquement, restez debout, bien droite et « ancrée dans le sol ».

• Faites le ménage ! Repasser, faire les vitres d'une façon dynamique, passer l'aspirateur, se plier en quatre pour astiquer la salle de bains, tondre la pelouse, jardiner… c'est du sport ! Plusieurs études montrent les similitudes entre l'activité physique et le ménage. Passer l'aspirateur pendant 30 minutes permettrait de brûler 130 calories. Faire le ménage libère aussi des endorphines, cette substance émise par le cerveau qui procure une sensation de bien-être. Ce n'est pas pour rien que l'on entend souvent des gens dire que jardiner, par exemple, leur « vide la tête ».

• Vous regardez la télévision ? Attrapez deux petites bouteilles d'eau et faites des exercices pour les bras. 10 minutes plusieurs fois par semaine, ce sera très bien. Biceps, épaules et, pour nous les femmes, triceps ! Ces muscles qui nous donnent le plus de fil à retordre et trahissent notre âge (autrement dit la peau du bras qui pendouille).

• Lorsque vous marchez, votre menton doit être parallèle au sol. Ni collé à votre cou ni pointé vers le ciel. Ainsi vous libérez au maximum les tensions dans les cervicales et vous êtes plus jolie à regarder !

• On ne sort pas les côtes lorsque l'on marche. On cherche à reculer ce que l'on appelle le creux sternal pour une poitrine alignée qui permet aussi de faire disparaître toutes les tensions du dos. Du même coup, on aspire le ventre (on rentre les abdos), ça ne coûte pas plus cher. Lorsque vous marchez, vos épaules doivent toujours être baissées et en rotation externe, vos omoplates élargies comme une sensation d'ailes qui s'ouvrent.

- Beaucoup de tensions se fixent sur le bas du dos. Il faut absolument respecter votre cambrure lombaire naturelle sans l'accentuer ni chercher à faire une rétroversion. Le Pilates ou la barre au sol sont formidables pour ça.

- Enfin, lorsque vous ramassez quelque chose, n'oubliez jamais de plier légèrement les genoux. Jamais les jambes tendues. Et tiens, puisqu'on parle de jambes, petit rappel : ne jamais les croiser ! D'ailleurs, « être en forme » physiquement n'est pas vraiment compatible avec la position assise, mais certains métiers nécessitent de l'être toute la journée. Alors, il faut trouver des astuces… par exemple, levez-vous au moins toutes les 2 heures et marchez quelques minutes. Une pause de minimum 5 minutes, c'est l'idéal ! Vous pouvez aussi monter un escalier, sortir prendre l'air quelques minutes et/ou faire quelques flexions/extensions.

# 3

# ALLEZ, AU DODO !

Lequel de l'alimentation ou du sommeil est le plus important pour être en forme et bien vieillir (oui, rooo… ça va !) ? Franchement ? Mon cœur balance. Je sais que pour moi c'est le parfait mix and match. Nous passons environ un tiers de notre vie à dormir, et la qualité des deux tiers restants en dépend (vous suivez ?). Le sommeil est sans doute encore, un peu plus que l'alimentation, la clé de tout : bonne humeur, bonne mine, régulateur du stress et de notre santé psychique.

# I. LE SOMMEIL ET SES MYSTÈRES

## Qu'est-ce que bien dormir ?

Si vous avez de vrais troubles chroniques du sommeil, je ne pense pas que ce chapitre puisse vous sauver. Vous êtes sans doute prise en charge et au fait de toutes les techniques supposées vous aider ou je vous recommande vivement de consulter un spécialiste. Les problèmes de sommeil peuvent vous gâcher la vie (et la santé). Pour les autres, ces modestes conseils vont peut-être vous permettre de mieux roupiller.

Nous ne sommes pas tous égaux face au nombre d'heures de sommeil dont nous avons besoin (j'envie les gens qui dorment 5 heures et à qui « cela suffit »). Bien dormir n'est pas forcément dormir longtemps, mais dormir le temps qu'il vous faut à vous et dans de bonnes conditions. L'erreur est de penser que seule la durée est importante. Mieux vaut dormir 6 heures d'un excellent sommeil que 8 d'un mauvais, car bien dormir, c'est dormir d'une traite ou « tout droit » comme dirait Marie (oui, je sais, nous sommes partout), ma sœur de cœur qui dort toujours d'un trait, sans se réveiller. C'est aussi une certaine régularité, s'endormir à une heure « normale » et ne faire des écarts que de temps en temps (ça vous rappelle un autre chapitre ?), respecter ses cycles, son rythme, son métabolisme et dormir dans de bonnes conditions.

Dans notre société qui prône la performance et alourdit chaque jour un peu plus la charge mentale, nous négligeons notre sommeil. On fait beaucoup de « promo » pour l'alimentation et le sport, mais pour le sommeil, tintin ! Or une bonne nuit, mais surtout un équilibre de sommeil bien ancré, c'est la garantie d'un moral et d'un corps moins vulnérables aux contrariétés et aux agressions quotidiennes.

## Que se passe-t-il quand on dort ?

Le sommeil est une succession de cycles (cinq ou six par nuit) qui durent entre 1 et 2 heures chacun. Ils sont assez identiques et fonctionnent toujours selon le même schéma.

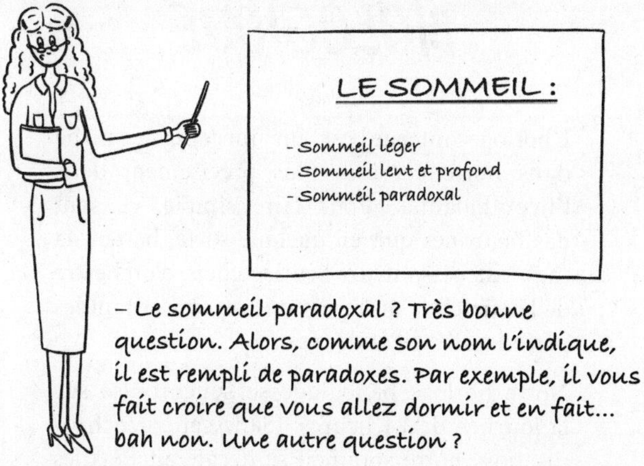
LE SOMMEIL :
- Sommeil léger
- Sommeil lent et profond
- Sommeil paradoxal
– Le sommeil paradoxal ? Très bonne question. Alors, comme son nom l'indique, il est rempli de paradoxes. Par exemple, il vous fait croire que vous allez dormir et en fait... bah non. Une autre question ?

**1.** L'endormissement : phase de sommeil léger. Un bruit ou une lumière peuvent nous réveiller. Notre respiration ralentit progressivement.

**2.** Au bout de 20 minutes environ : sommeil lent et profond. Le corps est au repos, il récupère. Les tissus se régénèrent, le cerveau élimine les toxines.

**3.** 1 heure après environ : c'est le sommeil paradoxal. Le cerveau est actif et nous rêvons. On récupère sur le plan psychique et émotionnel. C'est pendant cette période qu'apparaissent 90 % de nos rêves.

**4.** Plus la nuit avance, moins le sommeil est profond. Au bout d'une nuit de sommeil, nous avons enchaîné cinq ou six cycles.

## L'HORLOGE BIOLOGIQUE

L'horloge interne est un mécanisme niché dans notre cerveau, plus précisément dans l'hypothalamus. Pour faire simple, ce sont des neurones qui, en quelque sorte, battent la mesure ; ce sont un peu les chefs d'orchestre de l'activité de notre organisme concernant les périodes d'éveil et de repos.

Notre horloge biologique se synchronise sur la journée de 24 heures. (Sans cette synchronisation, notre sommeil se décalerait tous les jours.) Pour bien fonctionner, elle a besoin de repères, donc d'un rythme régulier de repas et de sommeil. Par exemple, il existe un phénomène naturel : le soir, nos yeux détectent la baisse de luminosité et envoient un signal à notre horloge, « Il est l'heure de se coucher. »

La mélatonine, que l'on appelle « l'hormone du sommeil », est libérée, puis un mécanisme se met en marche : le rythme cardiaque ralentit, la température du corps descend et la respiration se fait plus lente.

Chemin inverse le matin, la lumière du jour réveille une autre hormone, le cortisol, qui, lui, indique au corps qu'il doit se mettre en marche pour la journée.

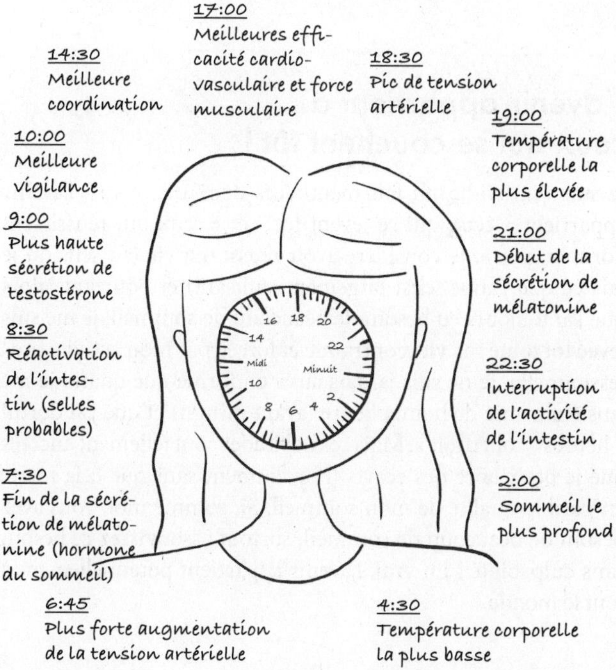

## LE SAVIEZ-VOUS ?

En général notre sommeil est monophasique, c'est-à-dire que notre besoin de sommeil par 24 heures s'effectue en une fois (la nuit). Les marins, au contraire, pratiquent le sommeil polyphasique : leur besoin journalier est fractionné en plusieurs périodes étalées sur 24 heures.

## L'avenir appartient à... ceux qui se couchent tôt !

Je suis l'individu qui fait mentir ces deux dictons : « l'avenir appartient à ceux qui se lèvent tôt » et « ceux qui réussissent dorment peu ». Je considère avoir réussi ma vie (au sens où je fais ce que j'aime, c'est largement suffisant) et pourtant, alors que j'ai toujours eu besoin de beaucoup de sommeil, je me suis levée tôt toute ma vie, contrainte et forcée par mon activité professionnelle. Je ne suis jamais aussi en forme que quand je me suis endormie de bonne heure (avant minuit) et que j'ai dormi 8 heures « tout droit ». Mais ces habitudes sont tellement ancrées que je peux faire des écarts fréquemment sans que cela mette en péril la qualité de mon sommeil. Si, comme moi, vous avez besoin de beaucoup de sommeil, surtout assouvissez ce besoin sans culpabilité ! En vrai, l'avenir appartient potentiellement à tout le monde.

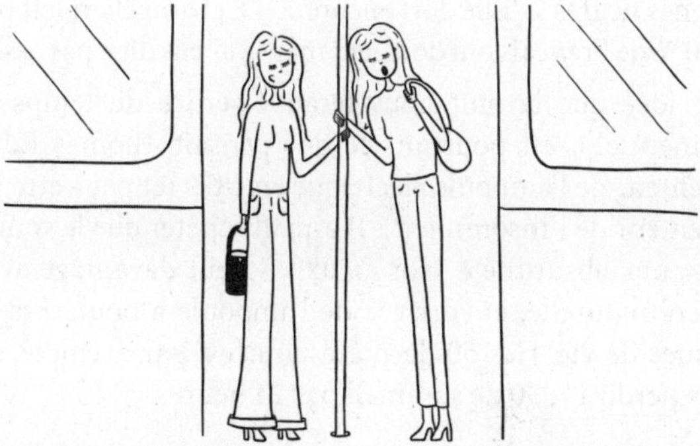

L'avenir appartient à ceux qui se lèvent tôt ? Tard ? Je ne sais pas. À ceux qui se lèvent tout court… c'est déjà pas mal, non ?

Il existe plusieurs catégories de dormeurs :

- les couche-tôt/lève-tôt,
- les couche-tard/lève-tard,
- les couche-tôt/lève-tard (moi, donc),
- les couche-tard/lève-tôt (je les hais),
- les insomniaques (chroniques ou occasionnels).

Oui, c'est vrai, il existe des petits veinards qui ont besoin de très peu de sommeil. On les appelle « les petits dormeurs ». Ils ont besoin de moins de 6 heures de sommeil. Pour certains (seulement 2 % d'entre nous), 4 heures peuvent même suffire. C'est une chance, car ils « gagnent » du temps, mais se forcer à être un petit dormeur pour espérer devenir plus efficace serait une grave erreur, car il faut respecter ses besoins et ne pas contrarier son métabolisme. Très amusant d'ailleurs quand, dans un couple, les rythmes diffèrent. Mon frère de cœur n'a malheureusement pas un bon sommeil et a passé sa vie avec de grandes dormeuses. Combien de fois m'a-t-il téléphoné en chuchotant, désespéré, à 10 h 30 le matin, alors qu'il était debout depuis

3 bonnes heures : « Elle dort encore… » Cet ami chéri fait partie des 30 % de Français qui dorment mal – j'ai pas dit « pas assez » !

Cette idée que la nuit nous ferait « perdre du temps » est une ineptie. C'est pourtant ce que pensait Thomas Edison, l'inventeur de l'ampoule électrique en 1879 (et peut-être aussi l'inventeur de l'insomnie ?!). Il aimait répéter que le sommeil était « une absurdité ». Nos aïeux vivaient davantage avec la lumière naturelle, et l'arrivée de l'ampoule a bouleversé nos rythmes de vie. Ces 50 dernières années, par exemple, nous avons perdu 1 h 30 de sommeil par 24 heures.

## COMBIEN J'TE DOIS ?

À force de dormir de moins en moins, nous accumulons ce que l'on appelle une « dette de sommeil ». Elle s'évalue en calculant la différence entre le temps de sommeil idéal et le temps de sommeil en semaine. Si cette différence est supérieure à 60 minutes, vous avez une « dette de sommeil ». Si ce temps est supérieur à 90 minutes, alors votre dette est « sévère ». Dites-vous bien une chose : nous sommes des animaux diurnes, nous avons besoin de vivre le jour et de dormir la nuit !

**Question bonus : Peut-on compenser sa dette de la semaine le week-end ?**

Mais parfaitement ! Nan, j'blague… C'est ce que nous tentons tous de faire, mais cela ne compensera jamais ce qui a été perdu en semaine. D'abord parce que, le week-end, on favorise le sommeil léger, car on dort plus longtemps. Or on a vu que le sommeil réparateur était le sommeil profond. Il faut donc, encore une fois, se décaler le moins possible en semaine et garder à peu près tous les soirs la même heure d'endormissement.

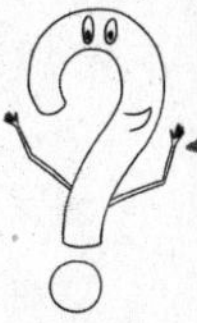

**LE SAVIEZ-VOUS ?**

Le sommeil se modifie au cours de la vie selon les épreuves, les changements de rythme ou d'habitudes. Souvent, à partir de 60 ans, on dort moins bien, mais ce n'est pas une fatalité.

## Horaires décalés

### Vous travaillez la nuit ?

Nous ne sommes pas programmés pour travailler la nuit. Donc si vous vivez au rythme d'horaires décalés, il faut absolument redoubler de vigilance, prendre encore plus soin de votre sommeil, de votre alimentation, vous éviter toute source supplémentaire de stress.

**Jeune maman ?**

C'est souvent avec l'arrivée d'un bébé que le sommeil se dérègle. Combien ai-je d'amies qui ont eu un mal fou à reprendre un rythme de repos normal ? Et quand on allaite, c'est encore plus long.

Le conseil bidon : « Dors quand ton bébé dort. » Ben oui d'accord, valable les toutes premières semaines éventuellement. La différence avec votre bébé, c'est que, même en congé maternité, vous avez mille choses à faire : parfois un peu de travail quand même, une maison, un compagnon ou une compagne, des courses à faire et peut-être déjà un ou deux autres enfants ! Donc c'est bien joli de dire « dors quand ton bébé dort », mais je ne vois pas comment c'est possible !

**LE BON CONSEIL**

C'est comme pour le décalage horaire, il faut essayer de se décaler le moins possible et de ne pas trop creuser la dette. Une fois qu'on a dit ça, à chacun sa méthode et son rythme, et le tout sans aucune CULPABILITÉ ! D'ailleurs la culpabilité est le principal ennemi du sommeil (et de beaucoup d'autres choses)...

## Bien dormir pour être en forme

On parle d'un « sommeil réparateur » justement parce que les vertus du sommeil sont nombreuses, notamment son action réparatrice. Il nous protège de la fatigue physique, psychique, mais aussi des maladies chroniques. Certaines études ont montré que les personnes qui dorment 6 heures ou moins par 24 heures ont un risque plus élevé d'hypertension, de maladies cardio-vasculaires, d'obésité ou de diabète. Celles qui dorment plus de 7 heures sont mieux « protégées » de ces maux. Bien dormir renforce aussi le système immunitaire et permet de « nettoyer » le cerveau : on classe tout ce que l'on a vécu dans la journée, on consolide ce que l'on a appris et emmagasiné, on travaille pour notre cœur, la réparation des tissus musculaires, notre équilibre thermique (une température bien régulée). Enfin, chez les enfants, il est déterminant pour la croissance. Ne vous battez jamais pour que votre enfant termine son assiette – voyant mon fils épuisé, il m'est déjà arrivé de sauter le repas du soir pour ne pas lui faire rater le « train du sommeil » –, en revanche, faites en sorte qu'il dorme tôt. Car le sommeil permet la régénérescence cellulaire. Il a donc des conséquences sur tout le corps.

La bonne durée ? Encore une fois elle dépend de chacun, mais globalement, on estime qu'une bonne nuit pour un adulte est d'environ 7 heures en été et 7 h 30 en hiver.

## Bien se réveiller, aussi !

Si vous êtes adeptes du *snooze* (qu'on peut traduire par « *roupillon* »), cette pratique qui consiste à mettre son réveil en avance et à le faire sonner toutes les 5 minutes, vous avez tout faux ! « *You snooze, you loose.* » Cette méthode nous maintient dans un demi-sommeil, relance donc un cycle et complique encore plus le réveil.

Le réveil parfait, c'est lorsque l'on arrive justement à se réveiller SANS réveil. Je ne mets plus le réveil depuis 4 ans – c'est mon fils qui me réveille –, sauf quand je n'ai pas le choix. D'abord cela supprime le stress de savoir que le réveil va sonner à une heure précise et si l'on s'est couché un peu plus tard, c'est encore pire. D'ailleurs vous avez remarqué que lorsque l'on met le réveil très tôt, même pour prendre un train pour aller en vacances, on dort beaucoup moins bien qu'une nuit habituelle.

Si vous êtes obligée de mettre un réveil, il faut, lorsqu'il sonne, vous lever tout de suite, ouvrir les rideaux pour vous connecter à la lumière, marcher, préparer votre thé ou votre café, vous étirer, envoyer au cerveau l'information que… « c'est le jour » ! Si vous avez vraiment beaucoup de mal à vous lever, vous pouvez investir dans un simulateur d'aube (c'est un budget et je ne sais pas si c'est utile, désolée).

## « THE MIRACLE MORNING »

C'est une méthode publiée par Hal Elrod – sorte de coach de vie « inspirant », j'en peux plus de ce vocable ! – qui vous promet une vie meilleure, de vous « réaliser » (celui-là aussi…), bref le bonheur ! Mais pour cela, il vous recommande de vous lever 1 à 2 heures plus tôt (déjà, là, il m'a perdue) tous les jours de la semaine pour un rituel en six points que volontairement je ne développe pas (méditation, affirmation, visualisation, sport, lecture, écriture). À vous de voir… Pour moi c'est la méthode parfaite pour « comment faire de ma vie un enfer ». Ou alors il ne faut pas avoir d'enfants, pas travailler… Il dit que, oui, on dort moins, mais que…. zzzzzzz !

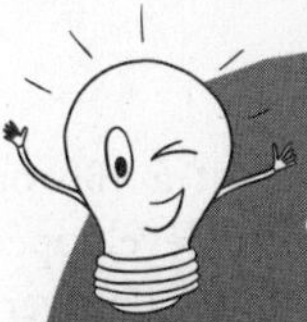

## LE BON CONSEIL

—

Combien de fois vous êtes-vous réveillée en pleine forme 1 heure avant le réveil et vous êtes-vous rendormie parce que vous étiez « laaarge » ?! Finalement, le réveil sonne et vous tire d'un sommeil profond qui vous maintient dans le coaltar une bonne partie de la journée. Quand vous vous réveillez de vous-même et en forme, forcez-vous à vous lever tout de suite ! Sinon vous vous étonnerez en fin de journée : « C'est dingue, j'ai été naze toute la journée, je me réveille seulement maintenant ! » C'est normal : en vous rendormant, vous aurez redémarré un cycle que le réveil aura interrompu ; il vous faudra alors environ 8 heures pour être totalement réveillée.

## Bien dans ses rêves

Comment savoir si l'on dort bien et suffisamment ? La réponse est très simple : un bon sommeil est celui qui vous permet d'être bien toute la journée. En général, il faut 30 minutes maximum pour bien s'endormir. Au-delà, c'est déjà un début d'insomnie. Se réveiller la nuit n'est pas gênant si vous ne restez pas éveillée plus de 10 % de votre sommeil total, que vous vous rendormez sans difficulté et que cela n'affecte pas votre forme au réveil.

**Astuces pour s'endormir**

Vous pouvez compter à rebours en commençant à 100 ou essayer le « 4-7-8 », méthode inspirée du yoga et développée par Andrew Weil, médecin et auteur, qui enseigne à l'université de Harvard aux États-Unis. C'est un exercice (à pratiquer deux ou trois fois par jour, dont une avant de dormir) qui permet de régler sa respiration avant l'endormissement. Quand on sait combien la respiration joue un rôle fondamental sur le stress, je pense que cet exercice ne peut pas faire de mal. Attention, il faut compter entre 4 et 6 semaines pour que cela fasse effet.

1. Vous pouvez pratiquer cet exercice dans la position de votre choix, mais si vous vous asseyez, votre dos doit être bien droit et vos pieds bien ancrés dans le sol. Votre langue doit être collée à votre palais en retrait des dents du haut.

2. Expirez par la bouche tout l'air de vos poumons.

3. Fermez la bouche et inspirez tranquillement par le nez en comptant (dans votre tête) jusqu'à 4.

4. Retenez votre souffle en comptant jusqu'à 7.

5. Expirez bruyamment par la bouche en comptant jusqu'à 8.

6. Répétez trois fois l'exercice.

**Astuce connectée**

Il existe de nombreux tests et applications pour calculer et mesurer votre sommeil. En voici une : iSommeil. Cette application fiable a été développée par le centre du sommeil et de la vigilance de l'Hôtel-Dieu.

## LE SAVIEZ-VOUS ?

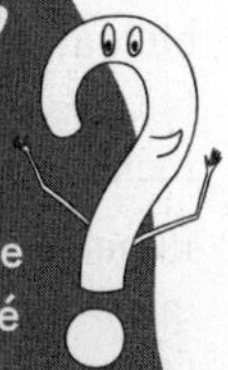

–

Le meilleur moyen de connaître votre rythme idéal de sommeil, ce sont les vacances d'été (en tout cas des vacances longues ou une période moins stressante). Il faut laisser passer quelques jours (même 1 semaine) pour récupérer de votre « dette de sommeil ». Lorsque votre « compteur » est à jour, oubliez votre réveil et observez comment vous fonctionnez. Heure propice à l'endormissement, au réveil, durée idéale des nuits... Vous verrez très vite ce qui vous convient le mieux et pourrez l'appliquer tout au long de l'année.

# II. REGLES D'OR (POUR DES NUITS MEILLEURES)

## Le téléphone

Haro sur le téléphone ! Un Français sur deux dort avec son téléphone allumé. C'est TRÈS, TRÈS mauvais pour deux raisons : le téléphone est souvent un facteur de stress, donc l'avoir à proximité n'est pas propice à la sérénité, et la lumière des écrans – plus généralement la lumière bleue – perturbe le sommeil. La lumière de l'écran stimule le récepteur de la rétine, en envoyant un signal de « jour » à notre horloge biologique (en fait, tout ce qu'il ne faut pas faire). Le simple fait de consulter un message peut perturber la sécrétion de la mélatonine.

Et puis, en parlant de téléphone portable, il y a aussi l'épineuse question des ondes. Dans un rapport publié en 2019, l'Anses (Agence nationale de sécurité sanitaire de l'alimentation, de l'environnement et du travail) recommande, pour se protéger des éventuelles ondes, d'éloigner les téléphones de la tête et du tronc, et de les mettre en « mode avion » pendant la nuit. Par ailleurs, prenez l'habitude d'utiliser des oreillettes.

## LE BON CONSEIL

**(sauf si vous êtes urgentiste)**

—

Instaurez un couvre-feu des écrans. Après le dîner, il faudrait éloigner les téléphones de tout le monde. Faites l'essai : éteignez votre téléphone et mettez-le dans la pièce d'à côté, vous verrez que vous dormirez beaucoup mieux. J'ai compris ça il y a quelques années et j'ai acheté un petit réveil pour ne plus utiliser la sonnerie de mon téléphone, que je peux donc éteindre ! Coup de cœur pour les réveils Lexon Flip. Ils existent en deux tailles, de toutes les couleurs, d'une simplicité d'utilisation extraordinaire !

# LUMIÈRE BLEUE, NOTRE ENNEMIE ?

Selon différentes études, la lumière bleue, c'est-à-dire celle des écrans (ordinateur, smartphone, tablette), ne serait pas sans conséquence sur notre vue, mais également sur notre peau. Contrairement aux UV, la lumière bleue aurait des effets sur le long terme après plusieurs années d'exposition. La lumière bleue a une longueur d'onde plus longue que les UV, son énergie est moins importante, mais ses rayons pourraient pénétrer plus facilement dans la peau. Lorsque l'on sait que l'on passe en moyenne 6 heures par jour derrière un écran, on peut quand même se poser quelques questions. Cette lumière bleue générerait un stress « oxydatif » qui altérerait la structure des cellules de l'épiderme et diminuerait la production de collagène. C'est la raison pour laquelle certaines marques de cosmétiques ont développé des gammes anti-lumière bleue.

## La lumière

Pour bien dormir, vous devez être plongée dans le noir le plus complet possible. Moi, c'est mon obsession, je vais jusqu'à mettre un cache devant le point rouge d'un écran en veille ! Être réveillée par la lumière du jour (moi, ça m'agace), pourquoi pas, mais attention à ne pas laisser de lumière artificielle, qui bloque la production de mélatonine (hormone du sommeil). L'épiphyse (une petite glande située dans le cerveau) sécrète la mélatonine dès la tombée de la nuit et il faut la laisser faire.

## Le cadre de la chambre

Il faut une chambre la plus confortable possible, avec des couleurs douces. La température doit être proche de 19 ou 20 °C. D'ailleurs, pensez à aérer votre chambre 15 minutes le matin et 15 minutes avant de dormir. Le silence est aussi très important. Le bruit perturbe la phase d'endormissement. Les sons de la maison, de la ville ou du voisinage sont l'une des principales causes d'un sommeil perturbé. En ce qui me concerne, j'ai aussi besoin du silence total. J'ai un très bon sommeil, mais assez léger. Je n'hésite pas à dormir avec des bouchons d'oreille pour préserver mon sommeil du bruit.

## La literie

Le choix du lit est très important pour la qualité du sommeil. Le matelas doit être assez ferme, mais pas trop, et aéré, c'est-à-dire qu'il est conseillé de choisir des matières naturelles afin de permettre l'échange thermique. Détail important : le linge de lit doit être régulièrement changé, car les rhinites ou l'asthme sont souvent causés par une literie chargée d'acariens.

Contre les jambes lourdes, il est bon de surélever un peu les pieds de votre lit (de la taille d'une brique).

L'oreiller est aussi très important, c'est d'abord un objet refuge. Ensuite, il est essentiel pour la bonne santé de vos cervicales. Vous saurez mieux que personne ce qui vous convient.

## La position

Est-ce qu'il existe une position parfaite pour dormir ? Je vous rassure, nous changeons tout le temps de position au cours de la nuit. Trouvez une position d'endormissement dans laquelle vous vous sentez bien. Certains disent que les meilleures positions pour s'endormir sont celles qui nous rappellent celles de notre enfance… À vous de voir.

## L'alimentation

On l'a vu, le repas du soir est un repas important. Et pas question d'aller au lit avec une petite fringale, votre sommeil risquerait d'être perturbé.

## Une tisane

La valériane serait la plante la plus efficace pour favoriser l'endormissement. Elle est réputée pour ses vertus calmantes et relaxantes. Attention : pas trop de tisane pour ne pas vous lever toute la nuit ! Personnellement, je suis accro au thé ; j'en bois même de temps en temps avant de dormir (même si c'est déconseillé) et ça ne m'a jamais empêchée de m'endormir en 5 minutes.

## Aller aux toilettes

Allez-y juste avant de dormir et allez-y si vous vous reveillez la nuit avec l'envie d'y aller, même si vous avez la flemme. Vous vous rendormirez beaucoup plus vite et mieux !

## Petite insomnie

Si vous faites une insomnie (au moment de l'endormissement ou au milieu de la nuit), la règle d'or est de ne surtout pas s'énerver. Si vous sentez que vous n'y arrivez pas, vous allumez la lumière, vous allez aux toilettes, vous buvez un peu d'eau et vous marchez chez vous. Puis vous refaites une tentative. Si cela ne marche toujours pas, lisez. Surtout pas d'écran ! Ils excitent le cerveau, vous ne feriez que retarder encore un peu plus l'endormissement. Lisez, donc, et attendez que le sommeil vienne. Quand vous le sentez venir, éteignez tout de suite.

D'ailleurs, si vous avez un peu de mal à dormir à certaines périodes, allez vous coucher dès que le sommeil vous gagne. Ne laissez pas passer le fameux « train du sommeil ». Car, souvent, il faut ensuite 2 heures avant qu'il repasse. À l'inverse, si vous n'avez pas sommeil du tout, attendez que cela vienne.

### LE BON CONSEIL

Ne regardez jamais l'heure pendant la nuit, cela vous empêche encore un peu plus de vous rendormir, car, automatiquement, vous calculez le temps qu'il vous reste à dormir.

## La pleine lune

A-t-on le droit de dire que l'on est sensible à la pleine lune et à la nouvelle lune sans passer pour un « complotiste » ? Il y aurait davantage de naissances les jours de pleine lune, il faut jardiner à la pleine lune ou se couper les cheveux à la pleine lune pour les rendre vigoureux, nous aurions tendance à être d'humeur changeante à la pleine lune (vous n'aviez jamais compris le sens du mot « lunatique » ?), les enfants sont plus excités (ça, je confirme) et notre sommeil peut s'en trouver perturbé notamment parce que, ces jours-là, notre taux de mélatonine aurait tendance à baisser. À chacun ses expériences. Pas mal d'études scientifiques sérieuses donnent des résultats différents sur tous ces sujets. Seule certitude : l'attraction de la lune contribue aux marées et modifie les masses d'air, donc influence (un peu) la météo.

## Les siestes « flash »

Si vous y parvenez, c'est extrêmement bénéfique. Entre 7 et 20 minutes, quitte à programmer le réveil au moment où vous vous assoupissez. Ça permet de récupérer et de relancer sa journée. Mais attention à ne surtout pas dépasser 20 minutes, vous entreriez alors dans le sommeil profond et pour en sortir… bonne chance !

# III. LES MAUX DE MINUIT

## L'insomnie

### Quelques chiffres

• 73 % des Français se réveillent au moins une fois par nuit.

• 36 % des Français déclarent souffrir d'au moins un trouble du sommeil.

• 49 % des Français qui ont un ordinateur dans leur chambre souffrent de troubles du sommeil.

• 46,1 millions de boîtes d'hypnotiques ont été vendues en 2015 (Agence du médicament, 2017).

### Plusieurs types d'insomnies

• L'insomnie comorbide, c'est-à-dire associée à une autre maladie : une anomalie endocrinienne (mauvaise régulation du métabolisme), un problème respiratoire, des douleurs chroniques ou des problèmes cardiaques.

• L'insomnie primaire (non associée à une autre pathologie), qui a souvent une cause traumatique : un choc psychologique, un deuil, des ruptures dans le rythme de vie, la naissance d'un enfant ou une période d'examen particulièrement épuisante et stressante.

Et puis il y a aussi toutes les insomnies « bénignes » liées au stress de la vie quotidienne.

### Insomnie et somnifères

Faut-il prendre des somnifères ? Dites-vous que tous les problèmes de sommeil peuvent se régler, en revanche ils ne se règlent pas tous avec des médicaments ! Quand on dort sous somnifères, on ne dort pas d'un bon sommeil. Normalement, les somnifères ne devraient pas être utilisés plus de 4 semaines. De nombreuses personnes prennent des somnifères pendant des années, voire toute leur vie ! Sans jamais d'ailleurs que l'on réévalue la qualité de leur sommeil. Sachez que les somnifères ont tous des effets délétères à long terme. Pire encore, les neuroleptiques ! Il en est un bien connu (dont je ne ferai pas la publicité) qui se divise en quatre quarts et que les Français gobent comme des bonbons… C'est le pire de tous pour ce qui est de l'accoutumance !

## LE BUSINESS DU SOMMEIL

Il y a plein d'objets connectés (montres, ceintures…) dont on vante les mérites qui prétendent résoudre tous vos problèmes… Je ne suis pas vraiment convaincue. Le sommeil est une des choses les plus naturelles qui soient. Les objets connectés ne peuvent pas faire de miracles.

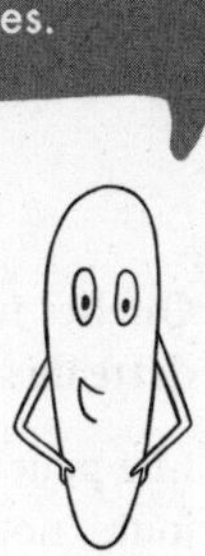

Un peu d'histoire et de chronologie du sommeil… Pendant très longtemps, la question du sommeil a été négligée, ce n'était une préoccupation pour personne. Les choses ont peu à peu changé au début des années 1960 lorsqu'on a fait la découverte des fameux cycles du sommeil. Autre étape importante : la découverte dans les années 1980 de l'apnée du sommeil. Il faut attendre le début des années 2000 pour que le sommeil se glisse au centre des préoccupations : on a pris alors conscience que bien dormir est un enjeu de société car le sommeil a un impact sur la santé.

Si vous avez des problèmes d'insomnies, de cauchemars, il faut chercher à les régler sans médicaments et consulter, puis faire des examens pour analyser votre sommeil. Ne négligez pas cet aspect.

## ENTRETIEN AVEC LE DR JOELLE ADRIEN

Neurobiologiste, directrice de recherche émérite à l'Inserm. Centre du sommeil et de la vigilance. Hôtel-Dieu de Paris.

—

**Quelle importance accorder à la fameuse dette de sommeil ?**

Elle peut avoir des effets dramatiques ! De nos jours, nous sommes en permanence et de plus en plus à la recherche du sommeil perdu et cette dette entraîne de nombreux maux : diminution des défenses immunitaires, hypertension, maladies cardio-vasculaires, dérégulation métabolique qui provoque un diabète de type 2, hyper-réactivité au stress et risque de burn-out.

**Pourquoi le sommeil s'altère-t-il avec l'âge ?**

C'est exactement comme notre peau qui prend des rides au fil du temps ! C'est aussi lié au fait que nous sommes moins actifs. Pour garder un sommeil de qualité le plus longtemps possible, il faut continuer à marcher en plein air, prendre un bol de lumière naturelle, ne pas rester enfermé. D'ailleurs, en général, les gens très casaniers, qui ont peu d'activité ont un sommeil moins bon que ceux qui restent « dans la vie »…

**Quels sont les bons réflexes à adopter pour améliorer son sommeil ?**

Pour avoir/garder/reprendre la main sur son sommeil, il y a quelques réflexes à adopter. D'abord le couvre-feu digital le soir. Il faut absolument se mettre dans sa bulle au moins 1 heure avant le coucher. D'ailleurs, vous observez la symbolique lorsque l'on ferme ses volets, la porte de sa maison : on se replie sur soi pour accueillir la phase du repos et du sommeil.

Ensuite diminuer la prise de caféine, thé et chocolat dès le début d'après-midi. Vous entendez beaucoup de gens vous dire : « Le thé et le café, cela ne m'empêche absolument pas de dormir. » En fait, ils vont sans doute dormir mais ne vont pas se rendre compte que leur sommeil est de moins bonne qualité. Dès le matin, ils seront moins en forme, auront tendance à prendre dès le réveil du thé et du café… c'est un cercle vicieux !

Le matin, marchez en plein air dans les 2 heures qui suivent le lever. Il faut absolument prendre la lumière naturelle !

Enfin, je préconise de pratiquer une activité physique deux ou trois fois par semaine. Elle permet de consolider le sommeil, d'accentuer le sommeil réparateur.

**Peut-on vaincre l'insomnie ?**

Seul ? Rarement ! Je conseille absolument de se faire aider, de consulter pour comprendre les mécanismes dans lesquels on est enfermé, les origines du problème etc., car un insomniaque peut rapidement devenir prisonnier d'un système qu'il pense bénéfique et qui est, en réalité, délétère. Se coucher trop tôt ou faire la grasse matinée avec l'idée de « récupérer » sont, par exemple, deux erreurs à ne pas commettre.

## LES THÉRAPIES COGNITIVO-COMPORTEMENTALES (TCC)

—

Elles se déroulent sur cinq sessions de 2 heures dans des groupes de huit à dix personnes.

Il n'y a encore que peu d'unités comme celle de l'Hôtel-Dieu, et seulement une centaine de praticiens spécialistes en TCC du sommeil (médecins et psychologues) exercent en France.

## Le ronflement

C'est, certes, l'enfer du couple, mais il peut aussi et parfois surtout gêner le ronfleur lui-même. Un jour, je suis partie en vacances avec une amie qui m'avait annoncé : « Je te préviens, je ronfle ! » J'avais ri sans même prêter attention à sa remarque et puis… L'ENFER ! C'était absolument insupportable. Toute la nuit, des ronflements de l'au-delà accompagnés de « vibrations ». Je n'ai pas fermé l'œil.

**L'origine du ronflement**

L'air fait vibrer les parties molles de la gorge et du nez. Il se déclenche pendant la nuit pour plusieurs raisons. D'abord la position allongée, qui favorise l'obstruction des voies respiratoires par la masse graisseuse du cou. Ensuite, les muscles se relâchent. D'où une aggravation en vieillissant et pour les gens en surcharge pondérale.

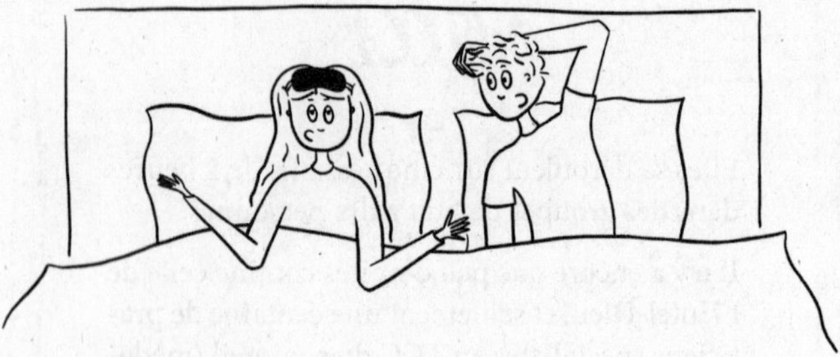

- C'est terrible de dormir à côté de quelqu'un qui ronfle... Tu ne t'entends plus parler !!

**Comment lutter contre le ronflement ?**

Les sprays censés tapisser la muqueuse nasale ou buccale pour limiter les vibrations ne sont pas vraiment efficaces puisqu'ils n'agissent que pendant 1 heure. Il existe aussi des orthèses souples (gouttières) qui se fixent sur les dents et qui libèrent l'air au passage du pharynx. Mais s'il s'agit d'un ronflement sévère, cela ne suffira pas : il faut consulter.

Si vous n'êtes pas en surpoids, si vous ne fumez pas, si vous ne buvez pas d'alcool, vous mettez toutes les chances de votre côté pour ne pas ronfler !

## L'apnée du sommeil

Normalement on aspire de l'air par le nez ou par la bouche, et cet air descend jusque dans les poumons. L'apnée, c'est lorsque la langue et les muscles empêchent ce passage. Se produisent alors des interruptions répétées et incontrôlées de la respiration pendant le sommeil. Cela entraîne des microréveils incessants dont le patient n'a pas conscience, mais qui l'épuisent. L'apnée du commeil serait deux fois plus fréquente chez les hommes que chez les femmes (source : Inserm). Pourquoi ? En cas de surpoids, la graisse se logerait plus facilement dans le cou pour les hommes. C'est pour cela qu'il est notamment conseillé… de mincir ! Et de ne pas boire d'alcool. D'autant qu'en perturbant profondément le sommeil l'apnée favorise l'hypertension, le diabète de type 2, les troubles du rythme cardiaque et les troubles cardio-vasculaires.

**Les signes pour la détecter**

- Vous somnolez dans la journée. Je ne parle pas d'un p'tit coup de barre après le déjeuner au moment de la digestion, mais de somnolences régulières.
- La personne qui partage votre lit ne perçoit plus votre respiration pendant quelques secondes, puis vous entend prendre une grande inspiration assez impressionnante comme si vous manquiez d'air.

**Que faire ?**

Il faut réaliser un diagnostic du sommeil qui repose sur des enregistrements comme, par exemple, la polygraphie ventilatoire nocturne, qui consiste à enregistrer la respiration pendant au moins 6 heures. Il y a aussi la polysomnographie, examen plus complet qui repose sur une batterie de tests.

Pour les apnées modérées, la solution peut être l'orthèse buccale : un appareil amovible moulé sur les mâchoires du patient. Ou la « ventilation en pression positive continue », sorte d'assistance respiratoire qui nécessite le port d'un masque qui maintient les voies respiratoires supérieures ouvertes en permanence.

## Le syndrome des jambes sans repos

Cela se traduit par l'envie de bouger les jambes alors qu'elles sont au repos. C'est une sensation extrêmement désagréable qui perturbe fortement le sommeil. Cela peut arriver lorsqu'on est assis ou allongé, et même la nuit avec besoin impérieux de se lever et de marcher. Il est alors urgent de consulter !

### LE BON CONSEIL

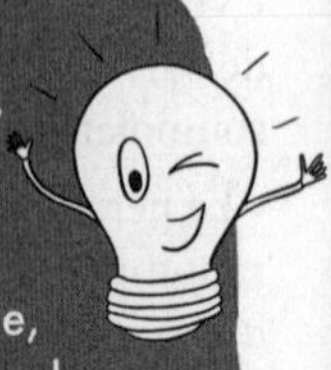

Dès que, pour une raison ou une autre, votre sommeil se dérègle, il ne faut pas hésiter à consulter, car cela devient vite une source d'épuisement physique et nerveux. Et peut-être est-ce la manifestation d'un « mal » plus profond dont vous n'avez pas vraiment conscience.

# IV. DES MÉTHODES (SANS MÉDICAMENTS) EN VEUX-TU EN VOILÀ !

J'ai la chance d'avoir un sommeil de qualité, mais si je devais avoir recours à une aide extérieure, je n'irais pas vers les molécules chimiques.

Chaque problématique autour du sommeil est différente. Elle est liée à votre histoire, votre passé, ce que vous vivez « en ce moment ». Le sommeil est un moment de « lâcher prise » et c'est justement cela qui pose problème chez certains qui ne parviennent pas à s'abandonner dans le sommeil.

Certaines personnes n'arrivent pas à éteindre la lumière pour s'endormir, ou s'endorment avec la télé ou la radio. Une amie proche m'a dit un jour (alors qu'il me faut à moi le silence total pour bien dormir) qu'elle avait installé sa chambre sur le boulevard (et non sur la cour) pour avoir le plus de bruit possible, car elle avait trop peur de la mort pour s'endormir dans le silence.

Le sommeil « qui déconne » est souvent le symptôme d'un problème plus ou moins conscient (parfois même très enfoui). Les insomnies primaires sont généralement d'origine psychologique et liées à un « traumatisme ». Il y a plusieurs façons de se faire aider, en étant extrêmement vigilante sur le choix du thérapeute ou du praticien (dans ces moments-là, on peut être vulnérable et tentée de s'en remettre au premier venu).

Tournez-vous vers quelqu'un de reconnu dans sa discipline, prenez le temps de vous documenter ou d'interroger votre entourage.

Je n'ai essayé aucune des méthodes ci-dessous, mais afin de vous faire un résumé et que vous puissiez vous en faire une idée, j'ai interrogé longuement des spécialistes et des adeptes.

## L'hypnose

Il s'agit d'un état de conscience particulier entre la veille et le sommeil.

Dans notre vie quotidienne, nous traversons chaque jour des moments sous hypnose sans nous en rendre compte, par exemple dans les transports en commun, quand notre esprit s'échappe pour rêver, lorsque quelqu'un nous parle et que l'on « n'est pas là », lorsque l'on regarde un film sans le regarder vraiment.

La technique de l'hypnose permet de mettre le sujet dans son « repli intérieur », d'avoir accès à ses ressources et à son inconscient pour l'aider à identifier ce qui y est caché, enfoui et qui le bloque. C'est une méthode brève puisqu'il suffit, dans certains cas, de quelques séances seulement (j'ai vu des gens arrêter définitivement de fumer après une seule séance ou retrouver le sommeil après trois).

**Une séance type**

Vous êtes allongée ou assise puis, grâce au son de la voix de l'hypnothérapeute, vous entrez peu à peu dans un état d'hypnose ; c'est à ce moment-là que débute le travail, le dialogue avec soi-même.

Pour que l'hypnose marche, il y a un facteur essentiel : la personne doit être consentante et « active ». Par exemple, une thérapeute me racontait que beaucoup de gens entrent dans son cabinet en lui demandant : « Est-ce que vous pouvez me faire arrêter de fumer. » Or ça ne fonctionne pas comme ça, ce n'est pas le thérapeute, mais vous, uniquement vous, qui pouvez « accepter » d'atteindre cet état particulier et de « partir » à la recherche de ce qui vous empêche ou vous fait souffrir.

## L'EMDR et l'EFT

On les présente comme les techniques les plus efficaces contre le stress post-traumatique, les angoisses, les phobies et les peurs. L'EMDR et l'EFT permettent de « désensibiliser » une émotion grâce à une série de mouvements oculaires et/ou de tapotements.

**L'EMDR (*Eye Movement Desensitization and Reprocessing*).**

La méthode est découverte en 1987 par la psychologue américaine Francine Shapiro. Elle aurait mis au point cette technique après une promenade dans un parc : en balayant le paysage des yeux, ses angoisses liées au cancer dont elle souffrait s'apaisèrent. Elle commença alors ses recherches et la formation d'élèves.

Tout au long de notre vie, le cerveau classe les informations, mais en cas de traumatisme, ce sont les émotions qui prennent le dessus.

Cette technique permet au patient de revivre ce traumatisme pour s'en « débarrasser », c'est-à-dire l'archiver et continuer à vivre avec, mais sans plus en souffrir.

**L'EFT (*Emotional Freedom Technique*)**

Fondée en 1993 par Gary Craig, un ingénieur américain, l'EFT consiste à partir d'un fait, d'un souvenir traumatique, à le revivre, puis à faire baisser le stress suscité par ce souvenir (en le graduant sur une échelle de 1 à 10) jusqu'à ce qu'il s'estompe presque totalement.

En suivant la voix du thérapeute, le patient se donne de légers tapotements aussi appelés « rondes énergétiques » sur des méridiens qui correspondent à des points d'acupuncture. L'EFT est plus soft que l'EMDR.

**BON À SAVOIR**

Cette méthode est relativement « violente » et peut produire des réactions assez vives. Il est donc essentiel de consulter quelqu'un de compétent.

## Le neurofeedback

C'est une technique un peu complexe définie comme un entraînement cérébral intensif. Encore une fois, pour régler l'insomnie, on ne va pas travailler sur l'insomnie (le symptôme) mais sur sa cause en laissant le cerveau choisir lui-même ses priorités de travail. Vous pourrez mieux dormir ou mieux vous recaler ou, en tout cas, mieux vivre avec vos difficultés à dormir.

Une séance de neurofeedback dure une trentaine de minutes. On pose deux capteurs sur votre cuir chevelu et trois pinces sur vos oreilles. Les capteurs permettent d'enregistrer un changement de tension qui reflète l'activité électrique cérébrale au niveau du cortex.

Vous êtes installée dans un fauteuil, vous écoutez de la musique ou regardez un film et, pendant ce temps-là, l'appareil analyse l'ensemble de votre activité électrique cérébrale. Chaque fois que le logiciel décèle une « instabilité », il envoie une microcoupure de son totalement imperceptible pour le patient. Ces microcoupures ont pour effet de permettre au cerveau de se réguler lui-même et d'être plus « stable ». Pas question pour autant (et ce serait impossible) d'enlever toutes les « instabilités », car ces instabilités sont la vie ! Le neurofeedback se fait fort de résoudre celles de ces « instabilités » qui contrarient votre vie quotidienne.

# 4

# ZEN, SOYONS ZEN

Si l'on en croit (et je le crois) le Larousse, le stress est un état réactionnel de l'organisme soumis à une agression brusque.

S-T-R-E-S-S ! Six petites lettres mignonnes comme tout, un mot qui glisse entre les dents comme un… serpent ! Car le stress peut littéralement nous pourrir le quotidien, la santé, la vie. Et pourtant, « le stress, c'est la vie ! », et dites-vous bien qu'il est impossible de vivre sans (sauf si vous quittez tout pour partir en solo habiter près des fleuves sacrés en Inde et encore… peut-être que ce sera trop cher payé « à m'en donné »).

Nous avons besoin de stress pour vivre, car il nous stimule, nous sollicite et nous oblige en permanence à nous adapter. C'est un processus physiologique normal que nous devons affronter tous les jours. Le premier stress est celui de la naissance, le dernier est ce que le Dr Soly Bensabat appelle « le cri du départ », inutile de vous faire un dessin.

Le stress rythme donc notre quotidien. Il y a les « gros » stress : un deuil, une séparation, un licenciement, un déménagement… Et les « petits » stress du quotidien, ces agressions permanentes plus ou moins brusques : les conflits mineurs, les problèmes, les malentendus, l'ego mis à rude épreuve, etc. Autrement dit, le stress aigu, celui dont nous ressentons les effets de façon immédiate pour une cause précise, et le stress chronique, répétitif, lorsque les situations anxiogènes (ou ressenties comme telles) se répètent et donnent le sentiment d'être oppressés en permanence.

Mais une certaine « tension » est aussi ce qui nous donne des sensations, des émotions, nous pousse à nous dépasser, bref nous rend vivants. Le stress serait finalement un bon ami, un compagnon de route… à condition de le connaître et de l'apprivoiser !

# I. ON SE CONNAIT ?

La notion de stress a été introduite par l'endocrinologue Hans Selye dans les années 1950. Dans son livre *Le Stress de la vie*, il décrit comment l'être humain s'adapte pour supporter le traumatisme du stress. C'est cette notion d'adaptation pour faire face qui est essentielle pour comprendre le mécanisme qui se met en route dans ces moments-là.

Le stress n'est pas une émotion, mais une réponse biologique du corps face à une « agression » physique ou psychologique. D'ailleurs, elle se détecte dans les analyses de sang ! C'est donc un mode d'adaptation naturel issu d'une réaction organique. Les principales hormones du stress sont l'adrénaline et le cortisol (voir p. 210).

Lors d'un stress aigu, nous en ressentons immédiatement les effets sur notre corps. Celui-ci se met en situation de combat pour faire face à cette agression : accélération du rythme cardiaque, respiration saccadée, transpiration, nausée, raideurs musculaires. Bien sûr, une fois le danger écarté, l'organisme opère « un retour à la normale ».

Quand le stress est chronique, notre corps vit continuellement sur ce mode de défense. Et souvent, c'est tellement intégré qu'on n'a pas le sentiment de vivre dans le stress – pour autant, ça épuise. Aussi, une très grande fatigue sur une période plus ou moins longue sans raison particulière doit vous alerter. C'est sans doute le stress. Autant les symptômes du stress aigu disparaissent, autant le stress chronique peut conduire à des maladies de peau, des troubles menstruels, des problèmes digestifs, voire au cancer.

- Bah non je suis pas stressée.
Pourquoi tu dis que je suis
stressée ? Tu trouves que j'ai l'air
stressée ? Ah non, pas
du tout. Rien. Zéro.
Aucun stress.
Mais vraiment,
tout va bien.
Je t'assure.
Je crois
que je vais
m'évanouir.

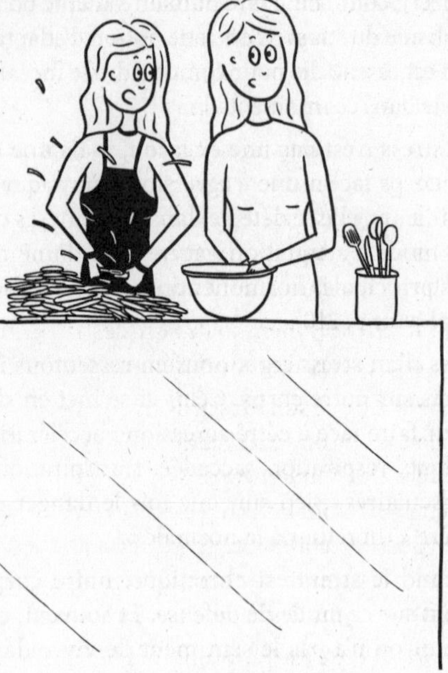

## Bon stress, mauvais stress et surstress

Le stress n'est pas mauvais (au contraire) lorsqu'il permet de se surpasser, de doper ses qualités intellectuelles, physiques, d'oser prendre des risques et affronter ses peurs. Dans ce cas, la réponse de notre corps à l'agression est positive. En revanche, si on ressent trop de symptômes physiques liés au stress (maux de ventre, insomnies, perte d'appétit, angoisses…), cela signifie que notre corps ne parvient pas à s'adapter. La réponse corporelle prend plus de place que l'agression d'origine, et c'est là le problème. On parle alors de « surstress » : une dose de stress déséquilibrée, disproportionnée et à laquelle nous n'arrivons pas à faire face.

Il faut donc parvenir à ne garder que le « bon » stress ou, à tout le moins, ne pas se laisser envahir par le surstress, que l'on peut envisager comme une « erreur d'interprétation » : on reçoit mal le message, les conséquences prennent une proportion démesurée, cela se répercute sur le corps.

Sommes-nous tous égaux face au stress ? Comme pour tout le reste, la réponse est NON. D'abord parce que nous sommes tous différents, nous avons des terrains différents, des réponses adaptatives différentes et donc ce qui sera source de stress chez l'un n'aura aucune incidence chez l'autre.

Selon le Dr Soly Bensabat, l'un des meilleurs spécialistes du stress en France, il existe différents profils face au stress :

• **Le profil A :** ce sont des gens souvent pressés, qui ne sont bien que dans l'action, la rapidité. Ils ont donc besoin d'un stress important et d'une forte dose d'adrénaline pour leur servir de carburant. Ils ont besoin d'exprimer leurs émotions. Ces gens-là ont tendance à favoriser le « bon » stress. Bien sûr, jusqu'à une certaine limite, car trop d'adrénaline, ce n'est pas ce qu'il y a de mieux pour le système cardio-vasculaire.

• **Le profil B :** c'est un profil intermédiaire, celui de « la force tranquille ». Ce sont les gens qui ne s'énervent jamais et qui contrôlent leurs émotions sans que cela leur coûte. Ils prennent du recul, analysent une situation et leurs réponses ne sont jamais excessives. Pour autant, cela ne veut pas dire qu'ils ne « stressent » pas – tout le monde stresse ! –, mais eux sécrètent les bonnes doses d'adrénaline et de cortisol.

• **Le profil C :** c'est l'inverse, ce sont ceux que l'on appelle les « faux calmes ». Ils « prennent sur eux ». Ceux-là ne répondent pas au stress par l'adrénaline, mais sollicitent davantage le cortisol.

Bien entendu, il y a une infinité de profils intermédiaires. Nous ne sommes jamais totalement A, B ou C ! On peut même dire qu'il y a autant de rapports au stress qu'il y a d'individus.

## Stress et conséquences

Difficile dans un guide comme celui-ci de démontrer le lien entre le stress et les maladies (cancers, AVC…). Mais il est médicalement établi que le surstress agit directement sur le corps et peut être délétère. Par exemple, si le taux d'adrénaline est trop fort, trop fréquent et mal régulé, il peut entraîner de l'hypertension et des problèmes cardiaques comme les infarctus ou les thromboses. Trop de cortisol peut aussi avoir des effets négatifs comme une baisse de l'immunité, accentuer la déprime et accélérer le vieillissement.

### Stress répétitif : attention, danger !

C'est sûrement le plus dangereux (plus nocif encore que les grands stress provoqués par un deuil ou une séparation…). Le stress du quotidien use la santé sur le long terme et ferait « vieillir » plus rapidement. C'est celui des conflits, des tromperies, de l'humiliation, du harcèlement, etc. Celui qui perturbe, qui use sans forcément que cela soit perçu immédiatement.

Certains diront que tout va bien dans leur vie, au travail, au quotidien. En réalité, ils sont submergés par le stress « de l'usure », mais ne veulent ou ne peuvent pas forcément le voir, l'accepter comme tel. Ces gens-là tiennent bon, enfermés qu'ils sont dans une sorte de spirale infernale inconsciente, jusqu'au jour où quelque chose (le corps ou les nerfs ou les deux) lâche.

Appliqué au monde du travail, c'est le fameux burn-out dont on parle beaucoup depuis quelques années : cet état d'épuisement physique, émotionnel et mental en réaction à un stress professionnel.

# II. AGIR !

Nous l'avons vu, nous ne sommes pas tous égaux face au stress et surtout à notre capacité à l'intégrer et à y faire face. Pour autant il y a mille et une façons de l'apprivoiser…

## Quelques *tips*

### L'organisation

D'abord, autant que possible, ne vous mettez pas vous-même en situation de stress... anticipez ! Prévoyez des créneaux suffisamment larges (école, travail, transports, rendez-vous médicaux, courses…) et évitez de courir. Faites les cartables des enfants et préparez leurs vêtements (et les vôtres) la veille, sans oublier de vérifier votre propre sac. Soyez ponctuelle. Être à l'heure, c'est s'éviter une source de stress. Mais si vous êtes en retard, aucune importance, cela arrive, vous avez le droit ! Je me suis appliqué ces conseils il y a 4 ans après avoir raté ma station de métro. J'ai bondi pour sortir au dernier moment et mon bras est resté coincé dans la porte. Le choc m'a fait voir trente-six chandelles et j'ai eu un hématome noir sur le bras pendant 10 jours. Et pourquoi ? Parce que j'étais en permanence en train de courir après le temps ! Depuis ce jour-là, je prends davantage le temps. J'ai la chance de m'organiser comme je veux (ou presque), alors je ne surcharge pas mes journées au-delà du raisonnable.

### Stresser ne modifie pas le cours des choses

Je sais, c'est un conseil à ranger dans la case « plus facile à dire qu'à faire », mais garder en tête cette idée et se la répéter à voix haute de temps en temps peut aider à se dégager du mauvais stress. S'énerver dans un embouteillage est l'attitude la plus inutile qui soit. Et, contrairement à ce que vous pensez, non, ça ne défoule pas, ça engendre du stress.

**Une question d'interprétation**

Le stress dépend de la façon dont vous interprétez une situation ou un événement.

Exemple : vous vous levez le matin, il fait gris et il pleut. Si vous percevez ce que vous voyez par la fenêtre de façon négative « ça va être une journée sinistre », vous vous envoyez dès le matin un stress inutile. En revanche, si vous intégrez tout de suite que c'est l'hiver, qu'il fait mauvais et que ça va durer quelques semaines, mais que vous êtes en forme (si c'est le cas) et que tout va bien dans votre vie (si c'est le cas), ce n'est même plus un sujet pour vous et vous ne déclencherez pas de stress.

C'est le même processus pour les messages (SMS, mails…) que l'on reçoit. Parfois, c'est uniquement la lecture que l'on en fait qui déclenche la mauvaise interprétation.

**Débrancher**

Le téléphone portable entretient le stress de manière inconsciente puisqu'on le consulte de façon machinale, voire compulsive (même quand c'est principalement un outil de travail) ; il est donc important de savoir le laisser de côté et de s'en emparer uniquement lorsque c'est nécessaire. Astuce d'une prof de yoga : chaque fois que vous saisissez votre téléphone, prenez une grande inspiration et expirez profondément. Cela a deux conséquences positives : d'abord vous utilisez votre portable en pleine conscience, ensuite cela vous permet de mieux respirer tout au long de la journée parce que il faut bien le dire, nous avons tendance à être en apnée permanente.

# LA RÈGLE DES 4 R DU DR SOLY BENSABAT

## Médecin généraliste, spécialiste de la prévention, du stress et de l'anti-âge

—

Vous venez de vivre une situation stressante, vous ressentez un ou plusieurs symptômes de mauvais stress ? Voici une bonne méthode pour ne jamais être atteinte ou dépassée par le mauvais stress.

**1.** Réinterpréter immédiatement ce qui vient de se passer. Dans quel état d'esprit étais-je ? Qu'est-ce qui a suscité cette réaction chez moi ? Quel est le mot, la phrase ou la situation qui m'a contrariée ?

**2.** Relativiser, c'est-à-dire classer le négatif et chercher le positif de la situation (si vous cherchez bien, il y a toujours quelque chose de positif…). Un ami très proche, Stéphane, dit toujours qu'il faut « transformer une contrainte en opportunité » et c'est très vrai. Voyez à quoi vous pouvez appliquer cette maxime.

**3.** Prendre du recul : se créer une stratégie pour trouver des solutions ou isoler le problème, le mettre à distance. « Après tout, ce qui vient de se passer n'est pas si important… » Se demander si cela fait partie des choses vraiment graves, importantes, qui méritent que l'on s'énerve, se rende malade, s'empêche de dormir ou de manger.

**4.** Revenir à l'essentiel de la vie. Cette dernière étape consiste à se débarrasser totalement du surstress pour se reconnecter à la vie. À chacun de trouver ses solutions. « Je vais bien, tout va bien » (toujours bien de citer Dany Boon dans un texte… Vous noterez qu'on avait démarré avec Simone de Beauvoir), « Je suis en bonne santé », « Je vais au sport tout à l'heure », « Je retrouve mes enfants dans quelques heures »… À vous de choisir. L'idée est de neutraliser totalement le message négatif de ce stress, de continuer le fil de votre journée comme s'il ne s'était rien passé, et de revenir à l'essentiel de la vie : vivre !

## Une « bulle de protection » au travail

Tapez le mot « Stress » sur Internet et vous verrez la flopée d'articles sur le stress au travail. C'est une source d'inquiétude et d'anxiété pour la majorité d'entre nous. Un stress dont il faut nécessairement s'accommoder. Voici quelques astuces (bien sûr, je ne parle pas de celles et ceux qui sont victimes de harcèlement. Pour cela, aucune « astuce » si ce n'est rompre le plus vite possible la spirale, parler, demander de l'aide, engager des poursuites si nécessaire.)

**Un environnement plus paisible**

Fermez la porte de votre bureau de temps en temps si vous avez un bureau individuel, mettez des bouchons d'oreille si vous êtes dans un open-space et que le brouhaha permanent vous agresse. Si vous avez un ordinateur en face de vous, surfez sur des sites de voyages et regardez des paysages (je le faisais parfois quand j'étais journaliste et que l'actualité était trop anxiogène, ça fonctionnait très bien !).

**Faites des pauses**

Accordez-vous deux ou trois fois par jour 10 minutes pour faire quelque chose qui vous détend et envoie à votre corps un peu de dopamine : sortez marcher (encore mieux s'il y a de la verdure près de votre lieu de travail), sollicitez votre corps (étirements, postures de yoga si c'est votre truc… et si vous pouvez le faire discrètement).

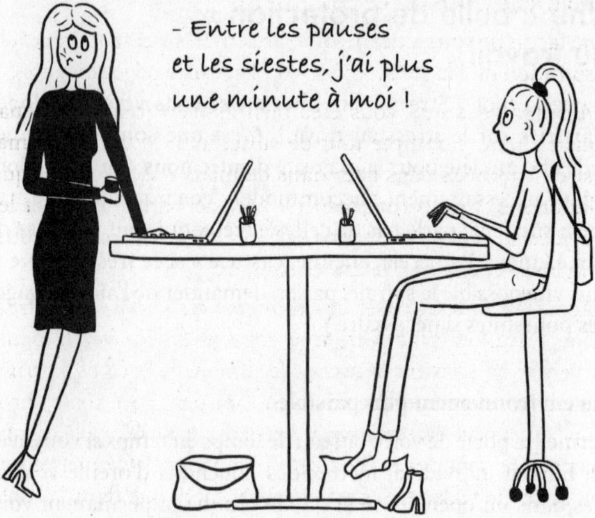
- Entre les pauses
et les siestes, j'ai plus
une minute à moi !

**Faites la sieste !**

Oui, la sieste ! Il y a des entreprises qui l'ont instaurée depuis longtemps, car leurs dirigeants savent que, reposé, on est plus efficace. Évidemment, je ne parle pas de 2 bonnes heures de sieste à l'espagnole, mais de microsieste et de power nap. La microsieste consiste à fermer les yeux quelques dizaines de secondes, pas plus. Cela donne un regain d'énergie et vous pouvez le faire plusieurs fois dans la journée. La power nap est une sieste de 20 minutes max. Si vous la faites entre 13 et 15 heures, elle relancera parfaitement votre journée comme une vraie nuit de sommeil ! Et vous permettra aussi de « tenir » plus longtemps (vous savez, quand vous rentrez chez vous et que vous commencez votre seconde journée…).

**Instaurez une « bulle de protection »**

Une façon de vous extraire de votre environnement grâce à la respiration ou à la méditation (voir l'encadré page suivante).

• Assurez-vous que vous êtes bien assise. Vous n'allez pas vous en rendre compte tout de suite, mais si vous êtes mal assise, vous allez vous figer dans de mauvaises postures qui, à la longue, vous feront souffrir : tension dans le dos et les cervicales, déplacement du bassin… Vous serez fourbue, ankylosée et cela deviendra chronique.

• Acceptez de vous poser des (bonnes) questions. Si le stress lié au travail est trop fort, trop souvent (vous avez la boule au ventre en arrivant le matin, le dimanche est une journée gâchée par la perspective du lundi) ou peu élevé mais chronique, c'est peut-être que vous n'êtes pas à votre place (ou que vos patrons sont des maboules). Aucun travail ne mérite que l'on se rende malade. Si c'est votre cas alors que dans l'absolu vous aimez votre travail, cela signifie sans doute que vous ne l'exercez pas dans la bonne entreprise. Attention, imaginer changer de voie professionnelle ne se fait pas sur un coup de tête, mais se prépare.

# 4 QUESTIONS À BENJAMIN BLASCO

Cofondateur de l'application gratuite de méditation Petit Bambou qui rassemble plusieurs millions d'utilisateurs. Elle propose des séances guidées, des schémas explicatifs, des ambiances sonores...

**Comment est née cette application ?**

Elle est née en 2014. À l'époque, je travaillais pour un groupe américain, j'avais des horaires intenses, je pensais que je pouvais me démultiplier, tout gérer en même temps et puis le soir, quand je rentrais, j'étais vidé, épuisé, en ayant l'impression d'être spectateur de ma vie. J'ai essayé la méditation (je n'avais jamais pratiqué) et cela a tout changé.

**Quel est le principe de la méditation ?**

Méditer 10 minutes par jour, c'est déjà très bien ! Méditer consiste à reprendre le contrôle de l'instant présent, reprendre la sensation et la maîtrise de son souffle, de ses sensations pour gagner en lucidité dans son fonctionnement mental. Par exemple, la colère peut avoir des effets terribles, elle nous prend en otage et nous perdons tout recul. Idem pour le stress, qui peut nous paralyser, nous faire devenir « quelqu'un d'autre ». Il s'agit donc de réinvestir l'instant présent plutôt que de se perdre dans des ruminations ou des anticipations.

**Est-il normal de ne pas réussir à se concentrer totalement lors d'une séance, d'avoir l'esprit qui s'échappe ?**

C'est classique lorsque l'on débute ! Et d'ailleurs, notre esprit est sans cesse en train de vagabonder ; il faut simplement en avoir conscience pour revenir dans l'instant présent.

**Existe-t-il un programme spécial pour « lâcher prise » ?**

C'est un mot un peu tarte à la crème, mais il est très important. « Lâcher prise » signifie en fait se lâcher la grappe, être indulgent avec soi-même et s'aimer. C'est lorsque l'on n'écoute plus cette petite voix dans notre tête qui commente tout ce que l'on fait et qui nous met une pression dingue, des « il faut », des rythmes, des échéances… C'est réussir à se dire que nous sommes parfaitement imparfaits et l'accepter !

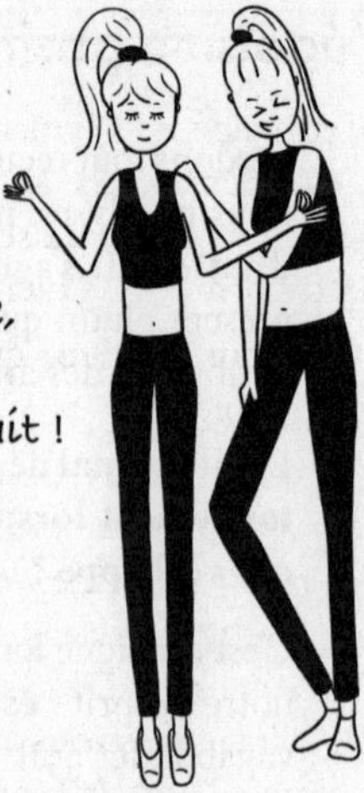

- Tu sais que quand je médite, c'est super, je ne pense à rien.
- Bah comme d'habitude en fait !

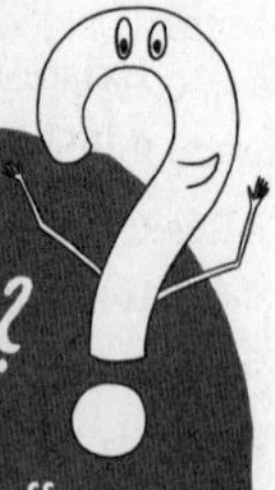

## LE SAVIEZ-VOUS ?

–

La réflexologie plantaire aurait des effets bénéfiques sur le système nerveux. Selon une étude de recherche menée par Élisabeth Breton, réflexologue et formatrice, plusieurs séances de réflexologie plantaire (au moins une fois par mois) et des autotraitements comme la stimulation des points réflexes de la paume des mains et de la plante des pieds permettraient de réduire considérablement les effets du stress.

## L'égoïsme positif

Le principe de l'égoïsme positif, c'est de penser à vous pour mieux penser aux autres – j'adore l'idée. Cela permet une meilleure gestion du stress, car on contrôle mieux notre cocktail d'hormones. Voici mes conseils :

- **Créez un intérieur qui vous ressemble** (votre conjoint(e) s'y fera très bien…)

Faites en sorte qu'il ou elle pense que l'idée vient de lui ou d'elle, ça marche toujours. Mon amie Inès (la plus belle, la plus chic et la plus « en forme » du monde) avait une chambre peinte en rose layette. Elle avait réussi à convaincre son amoureux que c'était apaisant. De toute façon, un homme bien dans ses baskets n'ira jamais vous affronter sur ce genre de sujet, mais bref, je digresse et je m'égare. Même (surtout !) si vous êtes nombreux dans un petit espace, il est important d'être bien chez soi. Cela peut passer par la qualité d'un lit, par l'éclairage, par une jolie couleur au mur.

- **Réservez-vous des moments rien que pour vous.**

Faites-vous masser, lisez, écoutez de la musique, regardez un film.

- **Prenez le temps… de ne rien faire (sans culpabilité).**
- **Acceptez vos émotions sans lutter**

Si parfois vous êtes triste, que vous ressentez l'envie de pleurer, que vous connaissez les raisons de votre anxiété mais n'y pouvez rien, ne luttez pas, ne ressassez pas ! Être « en boucle » ou lutter est ce qu'il y a de pire : vous faites tourner la fabrique à stress à plein régime.

- **Parlez !**

Une situation, l'attitude d'un proche vous déplaît ou vous blesse ? Ne laissez pas s'envenimer la situation, affrontez-la et dites en quoi elle vous déplaît. Vous craignez que l'autre le prenne mal ? Vous saurez trouver les mots pour vous soulager sans le blesser. Et si malgré cela il le prend mal, ce ne sera plus votre problème. Garder les choses pour soi est un terrible générateur de stress.

**• Osez dire « non » !**

S'imposer des obligations, puis stresser de ne pas réussir à les tenir… c'est un cercle vicieux ! Mettre des limites et instaurer cette fameuse « bulle de protection » est essentiel pour ne pas générer de mauvais stress.

**• Ne vous justifiez pas en permanence**

Personnellement, je déteste mentir. Il y a toujours une façon aimable de dire les choses telles que vous les pensez. Comme dit Avril, ma filleule adorée de 14 ans, « la vie est trop courte, il faut dire aux gens ce que l'on pense » ! Vous remarquerez que si vous dites à quelqu'un « veuillez m'excuser, je ne pourrai pas être avec vous ce jour-là », personne ne va vous dire « ah bon, pourquoi ?! ». PERSONNE ! (Ou alors vous fréquentez des gens fort mal élevés.)

**• Ne vous excusez pas outre mesure**

Vous êtes en retard ? Soyez positive : préférez « je vous remercie infiniment de m'avoir attendue » à « je suis tellement désolée d'être en retard », « merci d'être resté plus tard que d'habitude » à « désolée de vous avoir fait rester si tard », etc. Vous verrez, c'est gagnant-gagnant : ça vous fait du bien, et plus encore à votre interlocuteur qui va vous adorer.

# LA SOPHROLOGIE EST-ELLE EFFICACE ?

La sophrologie est une méthode très en vogue. Créée en 1960 par le neuropsychiatre colombien Alfonso Caycedo, elle est née de ses années de voyage notamment au Tibet, en Inde et au Japon. Elle s'inspire de différentes pratiques de relaxation et de méditation. Son but ? Développer la conscience de façon à harmoniser le corps et l'esprit.

Elle a différentes indications, parmi lesquelles la régulation du stress, la relaxation, la maîtrise des émotions.

La séance est guidée par la voix du sophrologue qui utilise un ton neutre pour ne pas influencer le sujet. Il n'y a pas de contacts physiques entre le thérapeute et le patient. Une séance dure environ 40 minutes et se pratique le plus souvent en position assise dans un fauteuil confortable ou debout. Elle débute par l'anamnèse, une discussion avec le sophrologue pour faire un état des lieux des peurs, des angoisses et des blocages. Les résultats peuvent être assez rapides à condition d'inscrire cette pratique dans la durée.

# 5

# CH'UIS BELLE !

## Le plus bel âge

Ouvrez grand vos oreilles et écoutez bien : à 40 ans commence potentiellement pour les femmes la plus belle période de la vie. Et je ne dis pas ça pour me ou vous faire plaisir, mais parce que j'en ai la conviction absolue. C'est l'âge où l'on est, en réalité, plus belle qu'à 20 ou à 30 ans. L'âge où (normalement) l'on rayonne d'une beauté sereine, mûre, confiante, épanouie. Car c'est aussi – on ne va pas se mentir – une question d'estime de soi. Dites-vous que si un homme de 50 ans ne regarde que des jeunes femmes de 20 ans, cela ne signifie pas que ce sont les femmes de 45 ans qui ont un problème… Pour peu que vous soyez heureuse et que vous ayez pris un peu soin de votre corps et de votre visage, c'est l'autoroute de la beauté pendant encore très longtemps.

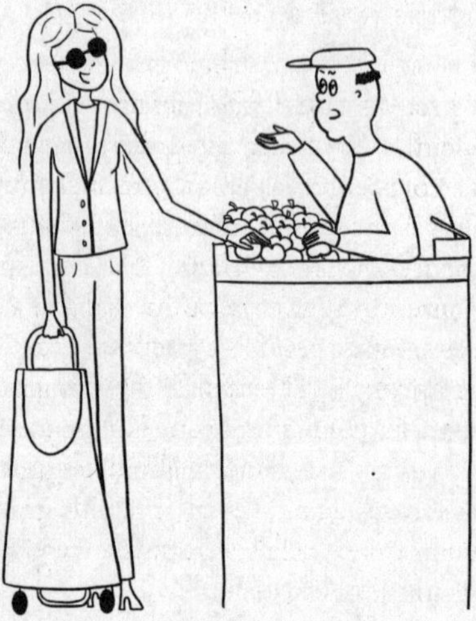

- Vous savez, je me sens très, très belle en ce moment. Irrésistible, même. Ça frôle l'indécence.

- Oui bah ça fera 10 euros quand même, Miss Monde.

La bonne nouvelle, c'est qu'avoir une belle peau et résister le plus longtemps possible aux effets du temps qui passe dépend un peu des facteurs génétiques (c'est tout ce qui est héréditaire ; pour résumer : ta mère ou ton père vieillit bien, tu vieillis bien), mais surtout de vous ! Si vous avez une alimentation saine, un bon sommeil et une activité sportive régulière, il n'y a aucune raison que vous ayez une sale tête. D'ailleurs votre corps et votre visage vous rappellent à l'ordre automatiquement. Si vous vous réveillez avec une tête de papier mâché, le ventre gonflé, une sensation de corps endolori et que vous êtes irritable, c'est que quelque chose cloche dans votre équilibre général. On a vu dans le chapitre sur le sommeil l'importance d'une bonne nuit sur l'activité cérébrale, la récupération des organes. La nuit, l'épiderme aussi récupère. Durant la journée, la peau est soumise à rude épreuve : le froid en hiver, le soleil et la chaleur en été, les changements de température, la pollution… La nuit, elle se « refait une beauté ». Et puis alimentation/sommeil/activité sportive sont intimement liés : quand on est fatiguée, on se bouge moins et on est davantage attirée par le sucre ! CQFD.

La vie, elle aussi, se charge de vous « marquer » au cours de ses épreuves : une angoisse chronique, un chagrin d'amour, un deuil… Tout cela laisse des traces directes ou indirectes sur le corps et le visage. Et nous ne sommes pas toutes égales face aux événements, même les plus heureux, de la vie : une femme peut avoir trois enfants et aucun stigmate et une autre, plus jeune, un seul et aura un mal fou à perdre ses kilos de grossesse, aura perdu sa poitrine, etc. Quoi qu'il en soit, devant le miroir, il est essentiel de se regarder dans sa globalité, pas dans les détails de ce que l'on pense être des défauts – Vanessa Paradis n'a sans doute jamais regretté de ne pas avoir fait resserrer ses dents –, et avec la plus grande bienveillance. Si vous vous aimez, cela se lira sur votre visage (si, si) et vous en serez d'autant plus avenante.

Plus avenante encore si vous avez… une bonne hygiène dentaire, capitale pour être « en forme ». Les dents peuvent faire énormément souffrir et être responsables d'infections et/ou de mauvaise haleine. Il faut aller chez le dentiste régulièrement pour un bon détartrage et prévenir tout ce qui pourrait dégénérer, notamment les problèmes de parodontie (personnellement je ne peux plus vivre sans mes brossettes interdentaires !).

Plus avenante enfin si vous souriez ! Un jour mon ami de toujours (encore lui) m'appelle et me dit : « Promets-moi que tu ne cesseras jamais de sourire ! Toute la journée je croise des femmes qui pourraient être très jolies si elles n'étaient pas si tristes et fermées. » Cet homme parle d'or.

## 1. LES ENNEMIS DE LA PEAU

Il faut bien avoir en tête que c'est à 20 ans que l'on prépare la peau que l'on aura à 40 ans et à 40 ans, celle que l'on aura à 60 ans. Une femme de 35 ans qui fume et abîme sa peau au soleil peut avoir plus de rides qu'une femme de 45 ans. Si vous n'avez ni trop bu ni trop fumé, à 40 ans vous commencez à avoir ce que l'on appelle des « rides d'expression » autour des yeux et de la bouche – surtout si vous aimez rire – et cela rend votre visage encore plus beau. Mais pour celles qui font des excès, c'est le moment d'arrêter !

40 ans, c'est un peu la dernière chance de ne pas voir votre visage se modifier de façon irréversible. Les deux grands ennemis de la femme : l'alcool, et la cigarette. Et j'insiste sur les méfaits de l'alcool qui laisse des traces indélébiles sur le visage (et à l'intérieur du corps, j'te raconte pas !). Je n'ai jamais bu une goutte d'alcool et je vois la différence avec les femmes que je connais et qui boivent régulièrement.

40 ans est un « passage », une charnière dans la vie d'un homme ou d'une femme – surtout d'une femme, comme toujours ! –, un cap à ne pas rater. C'est donc aussi le moment de se débarrasser de tout ce qui ne vous fait pas du bien : un amoureux ou une amoureuse toxique, des amis malveillants… Même au sein de votre cercle familial, ne laissez pas les fâcheux vous envahir. Bref, pour peu que vous laissiez faire, tout ce qui concourt à vous « pourrir la vie » se verra un jour ou l'autre sur votre visage.

## L'alcool

C'est l'ennemi n° 1. Même quand vous avez l'impression que vous ne buvez « que » deux petits verres par jour, le soir en dînant, c'est déjà de l'accoutumance. Le principe de l'alcoolisme, c'est de boire tous les jours. L'alcool est mauvais pour tout, mais pourquoi cela se voit-il particulièrement sur le visage ? Parce que c'est un poison qui, petit à petit, déshydrate l'organisme et donc l'épiderme. La peau s'assèche et devient terne, les toxines sont moins bien éliminées. L'alcool fait « gonfler » et la peau n'y échappe pas. Cernes et rougeurs risquent d'apparaître sur votre visage dès le lendemain de votre soirée arrosée. Enfin, les boissons alcoolisées sont souvent très sucrées et la peau n'aime pas le sucre, qui, à haute dose, freine la régénération cellulaire. Vous pouvez vous retrouver avec des boutons, voire de l'acné même si vous n'en avez jamais eu.

## La cigarette

Il n'est jamais trop tard pour arrêter de fumer. Même et surtout quand on a commencé à l'adolescence.

Juste quelques mots sur le lien entre la peau et la cigarette : cette dernière donne un teint terne et surtout elle déshydrate la peau. Cela s'explique notamment par la présence d'hydrocarbures dans le tabac qui empêchent la régénérescence des cellules, ce qui affecte le renouvellement du collagène et provoque une perte de densité de la peau. (La cigarette contient notamment des vasoconstricteurs, comme la nicotine, qui provoquent un rétrécissement des artères et perturbent la circulation sanguine.) La fumée a, elle aussi, un impact négatif puisqu'elle entraîne une mauvaise oxygénation de l'épiderme.

## LES BIENFAITS « IMMÉDIATS » DE L'ARRÊT DE LA CIGARETTE

- **Dans la demi-heure qui suit l'arrêt du tabac,** on observe une baisse de la pression artérielle et de la fréquence cardiaque (pouls).
- **8 heures après,** le taux de monoxyde de carbone diminue de moitié, favorisant un retour à la normale de l'oxygénation des cellules.
- **24 heures après,** la nicotine n'est plus présente dans le corps.
- **48 heures après,** le goût et l'odorat s'améliorent.
- **72 heures après,** on respire beaucoup mieux.

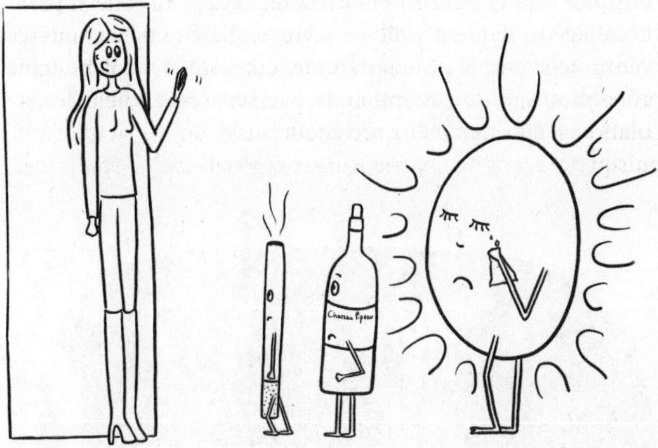


- Et ça ne sert à rien de revenir, c'est terminé entre nous, les gars...

## Le soleil

C'est l'autre grand ennemi de notre peau. J'appartiens à cette génération dont les parents n'étaient pas très concernés par la crème solaire. J'ai passé des étés entiers sans protection. Pis, à la fin de l'adolescence nous étions tous persuadés (les ados sont cons quand même) que c'était « trop cool » d'être cramé et on s'enduisait… de graisse à traire !

Si notre corps a besoin de vitamine D (que nous procure notamment le soleil) pour être en forme, les effets du soleil sur notre épiderme sont terribles. Déjà, lorsque l'on constate la violence d'un « coup de soleil » (c'est une brûlure !), on comprend que ce n'est pas anodin. Mais surtout, le soleil est le premier facteur du vieillissement cutané. Il dessèche la peau, qui s'épaissit par un mécanisme d'autodéfense pour se protéger des UV. La texture de la peau devient plus dense et sa qualité diminue. Les UV détruisent les fibres de la peau et perturbent le collagène, d'où un vieillissement accéléré : poches sous les yeux, taches sur la peau notamment au niveau sur la poitrine et les mains. Enfin, attention, le soleil est responsable de certains cancers, les fameux mélanomes.

## LE SAVIEZ-VOUS ?

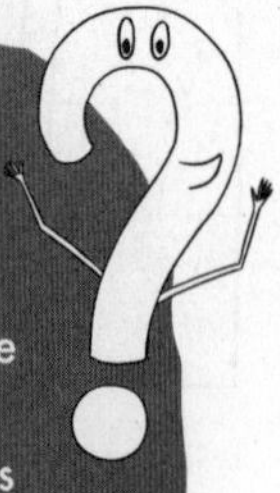

Ne faites pas les malignes avec la crème solaire : les écrans bio sont loin d'être au point et aussi efficaces que les écrans classiques. Il faut utiliser une vraie bonne crème protectrice d'une marque qui a fait ses preuves dans le domaine, même si elle est un peu plus chère.

Le bronzage, c'est comme la coiffure ou le prêt-à-porter : une question de mode. Sauf que cette mode met en jeu notre santé ! Jadis, il fallait être blanche comme un bidet ; cela montrait son appartenance à une classe sociale élevée par rapport aux paysannes qui travaillaient aux champs et avaient la peau brune et burinée. Avec les congés payés, être bronzé est devenu très à la mode. Enfin, en l'état actuel des connaissances sur la nocivité du soleil, ce n'est plus une question de style, mais de préservation de son capital. Par ailleurs, je trouve une belle peau claire beaucoup plus chic et naturelle qu'une peau ultrabronzée ! Avoir bonne mine suffit largement. D'autant que le soleil est tellement puissant, notamment l'été et encore plus au bord de l'eau, que, même ultraprotégée, vous aurez toujours un léger hâle sur le visage.

## LE BON CONSEIL

–

J'ai des amies – elles ont raison et je devrais le faire – qui mettent de l'écran total sur leur visage (seul ou mélangé à leur crème de jour) et sur leurs mains tous les jours, qu'elles se maquillent ou non.

Quant à moi, je ne sors jamais sans lunettes de soleil, même l'hiver, et ce pour au moins deux raisons : protéger mes yeux de la luminosité et éviter de « froncer » les sourcils – ce qui donne des rides –, car même en hiver la lumière nous gêne !

## MON COUP DE ♡

—

C'est le produit qui a changé ma vie dès lors que j'ai définitivement arrêté de prendre le soleil : Tea to Tan (face and body) By Terry. C'est une eau de soleil (attention, ce n'est pas du tout un autobronzant !) qui vous donne un hâle du plus clair au plus foncé selon la quantité que vous appliquez. Vous pouvez l'étaler sur le visage et/ou sur le corps après votre soin hydratant. Ça ne tache pas les vêtements et ça part sous la douche ! Vous pouvez l'appliquer mat ou irisé (secouez le flacon, il y a de minuscules particules dorées au fond).

Et si vous préférez le résultat d'un autobronzant, j'adore Addition Concentré Éclat de Clarins, à mélanger à votre crème de soin le soir et à utiliser toute l'année. Existe pour le visage et pour le corps, pour hommes et pour femmes !

## Les variations de poids

La peau du corps, comme celle du visage, n'aime pas trop qu'on lui inflige le « yo-yo ». Et, contrairement à ce que l'on pourrait penser, la peau des « minces » vieillit moins bien (tant sur le corps que sur le visage) que celle des pulpeuses. De même, lorsque l'on perd trop de poids ou trop vite, la peau « tombe », car il n'y a plus de graisse pour la faire tenir, ce qui entraîne une perte de fermeté. « Parfois, je conseille à certaines femmes très minces – et selon les morphologies – de prendre 1 ou 2 kilos, car cela donne tout de suite plus de fermeté à la peau. Je préfère une cuisse avec un peu de graisse qui fait tenir la peau qu'une cuisse très mince dont la peau tombe ! » nous dit Olfa Perbal, esthéticienne de génie qui a vu des corps de femmes du monde entier.

La peau est comme le reste : elle aime la régularité. Donc, attention aux régimes qui dérèglent l'organisme, car le corps a une mémoire. À force de lui faire prendre puis perdre des kilos, il va se mettre en « mode survie » et tout stocker.

## Et après 50 ans ?

Après 50 ans, la peau devient moins élastique et les premières rides, celles « qui dérangent », commencent à apparaître, notamment aux endroits où la peau est la plus fine : le visage, le décolleté, les mains.

La formation progressive des rides est principalement la conséquence du vieillissement cellulaire naturel. Le rythme du renouvellement des cellules s'affaiblit, la baisse de la sécrétion d'œstrogène entraîne une diminution de la production de collagène, le derme perd en élasticité. La peau est donc moins tendue et cela favorise l'apparition de plis ou de sillons à des endroits précis.

Alors, pour retarder ce processus, mettez toutes les chances de votre côté et adoptez une bonne hygiène de vie. Et ce, le plus tôt possible.

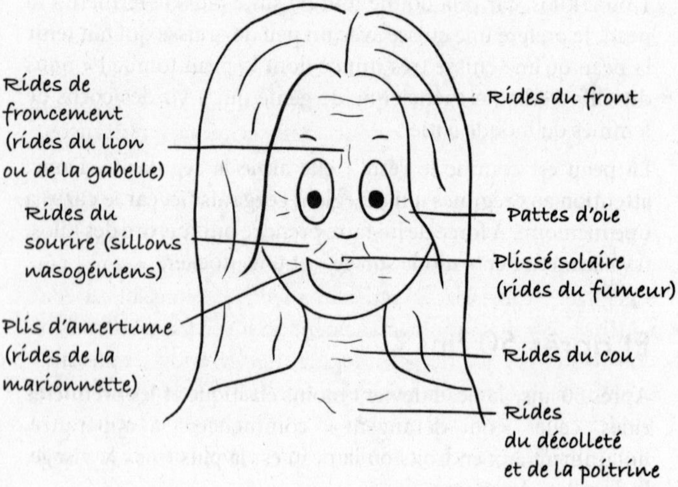

# II. MON VISAGE, MON CORPS, MA BEAUTE

## Miroir, mon beau miroir…

Il faut différencier le vieillissement structurel (les os, la graisse, le muscle) et le vieillissement cutané (la peau et son élasticité, notamment). On peut – et il faut – agir sur les deux ! Il n'y a pas d'âge pour commencer à prendre soin de sa peau – mais le plus tôt est le mieux. Et prendre soin de sa peau, la nourrir (vous verrez, pour les cheveux, c'est pareil), ce n'est pas seulement l'enduire de dizaines de crèmes matin et soir. C'est même le contraire. (Je viens de vous faire économiser beaucoup d'argent, là.)

Vous n'avez pas les moyens d'acheter autre chose que de l'huile d'argan pour hydrater votre corps ou votre visage ? Tant mieux ! Ça suffit largement. Ce qui ne veut pas dire qu'il faut « négliger » votre peau. Il est absolument indispensable de vous coucher avec une peau parfaitement nettoyée même si vous ne vous maquillez pas (la pollution, la transpiration « salissent » et abîment la peau). Ma mère et ma grand-mère, qui ont toutes les deux une peau sublime (et qui n'ont jamais eu recours à la chirurgie esthétique), se sont lavé le visage à l'eau et au savon de Marseille toute leur vie.

### Mes rituels du soir et du matin

Contrairement à ma mère et à ma grand-mère, je ne mets jamais ni eau du robinet – trop calcaire – ni savon sur mon visage. Seulement une fois de temps en temps quand je fais un gommage doux et léger (dont je n'abuse pas non plus). Et dans ce cas, je vaporise de l'eau thermale que j'essuie ensuite sans frotter.

Le soir, je nettoie mon visage et mes yeux avec des cotons bio imbibés d'eau micellaire. Ce n'est pas du tout idéal parce que cette eau contient des micelles, c'est-à-dire des tensioactifs (produits chimiques), mais je n'ai pas trouvé mieux. De toute façon, je rince ensuite à l'eau thermale ! J'essuie en tamponnant sans frotter. J'applique une très légère crème contour des yeux, un sérum et une crème hydratante, mais... pas tous les soirs : parfois je ne mets que le sérum (il existe aussi des sérums à la vitamine C pour favoriser l'éclat de la peau), parfois seulement la crème et parfois... RIEN ! Car c'est très bien de laisser la peau respirer la nuit. Les cellules se régénèrent et une crème peut parfois alourdir le processus.

Le matin ? RIEN ! J'ai la peau douce et souple au réveil et, comme elle est assez réactive, je ne veux pas la malmener. Éventuellement un peu d'eau minérale en brumisateur (que je garde au réfrigérateur) pour réveiller et décongestionner, si besoin. Il paraît que « c'est mal » de sortir sans se protéger la peau, mais moi, cela me convient !

Et, globalement, je dois avouer qu'à l'exception d'un gommage doux de temps en temps je ne fais rien : ni masque, ni changement intempestif de soins, rien. Et je vous assure que ma peau s'en porte très bien ! Par ailleurs, si vous avez une hygiène de vie bof-bof, vous pourrez vous enduire de crème au caviar la plus chère du marché, cela ne servira à rien ! Ce que j'économise en produits, et parce que je n'ai pas recours à la chirurgie esthétique, je l'investis régulièrement dans un massage du visage (voir p. 189).

**Les soins anti-âge**

Sont-ils vraiment efficaces ? À quel âge faut-il commencer à les utiliser ? On ne va pas se mentir, les crèmes anti-âge ne vont pas nous rendre la peau de nos 20 ans. Néanmoins, elle sont efficaces. Elles redonnent de l'éclat, repulpent, raffermissent, luttent contre les expressions négatives (l'air fatigué) et atténuent les taches. Grâce à tous les actifs contenus dans leurs produits (acide lactique, urée, glycérol, acides de fruits…), les cosmétiques anti-âge redonnent de la lumière, régularisent la texture de la peau, uniformisent le teint. Leurs formules sont très élaborées et ont fait l'objet de développements et d'études très poussés. Certains de leurs principes actifs comme le rétinol, l'acide hyaluronique ou la vitamine C ont fait leurs preuves depuis longtemps sur la prévention du vieillissement de la peau.

## LES CONSEILS EXPERTS DU DR ANNY COHEN-LETESSIER

**Dermatologue**

- Nettoyez, protégez des expositions solaires ou polluantes, hydratez et uniformisez, car les crèmes antirides ne seront efficaces que sur une peau préparée à les recevoir. La priorité doit rester la recherche de l'éclat du teint, qui est la réflexion de la lumière sur la peau, et une bonne réflexion de la lumière passe par un grain de peau régulier, une texture et une couleur homogène, une bonne hydratation.

- Je conseille une prévention avec des actifs cosmétiques à base de vitamine C concentré et/ou d'acides de fruits (à 8,10 ou 15 %) dès l'âge de 25/30 ans, d'acide hyaluronique, de niacinamide et d'autres actifs reconnus en fonction « de l'âge de sa peau ».

- Méfiez-vous de ce que j'appelle le « panier cosmétique ». Je reçois dans mon cabinet des femmes qui pensent optimiser les effets anti-âge en utilisant une multitude de crèmes différentes. C'est une erreur, car cela produit l'effet inverse ! La peau est saturée d'actions, d'actifs en tous genres et elle fait une « indigestion ». Pour la cosmétique anti-âge, il faut bien connaître sa peau, choisir une crème adaptée et l'utiliser au moins pendant trois mois pour juger de son efficacité.

- Les cosmétiques bio ont le vent en poupe depuis quelques années et répondent à un besoin de retour au « naturel » mais, selon les labels, ils contiennent 95% minimum du total des ingrédients d'origine naturelle, mais seulement 5 % à 10 % du total des ingrédients sont issus de l'agriculture bio (AB) et 5 % maximum d'ingrédients de synthèse.

- Attention aux produits faits maison ; ils se conservent mal et vous risquez de faire de mauvaises associations d'actifs et de déclencher des intolérances.

- Soyez attentives à « l'hédonisme » d'une crème car le ressenti et la sensorialité d'un cosmétique aura des effets réels, en plus des actions ciblées sur la prévention du vieillissement cutané.

**Mes produits chéris pour le visage**

Je ne vais pas vous raconter des craques, j'en ai essayé BEAUCOUP (trop). Ce que j'ai trouvé de mieux pour moi, ce sont tous les produits riches en eau (Avène, La Roche-Posay, Uriage…) car c'est de ça dont ma peau a besoin.

Mes sérums fétiches depuis des années sont le Advanced Night Repair de Esthée Lauder (pas donné, mais il dure mille ans, car pas besoin d'en mettre une tartine – il est formidable aussi pour panser les brûlures du four et autres petits bobos du quotidien) et le Sérum intensif hydratant Hydra de Sothys, à l'acide hyaluronique, qui fait également des merveilles.

La crème que je trouve la plus adaptée est d'une marque assez confidentielle 100 % française : Anti-âge intensif (visage et cou) de Cebelia.

Enfin, l'huile bio d'argan est formidable pour… tout ! Originaire du Maroc, elle est riche en vitamine E et en anti-oxydants. Elle est nourrissante et ses acides gras redonnent souplesse et douceur aux peaux sèches ou déshydratées.

# LES CONSEILS EXPERTS DE PATRICIA LEFEUVRE

## Esthéticienne à domicile

—

- Je déconseille l'eau du robinet, trop calcaire, mais certaines femmes ont parfois besoin d'avoir la sensation de l'eau pour se démaquiller. Pour enlever le calcaire, vous pouvez par exemple passer un coton avec du tonique ou de l'eau minérale.
- Très important : dès que vous mettez quelque chose d'humide sur votre peau (de l'eau, du tonique), il faut absolument prendre le temps de sécher votre visage avec un mouchoir doux. Pourquoi ? Parce que la peau se déshydrate très vite et encore plus si vous ne prenez pas le temps de bien la sécher.
- Il faut démaquiller avec beaucoup de douceur le contour des yeux, car la peau est très fragile et sensible à cet endroit.
- À quoi sert le sérum ? C'est un peu comme quand vous mettez un « sous-pull » : c'est une protection légère supplémentaire. Son avantage

est d'être très concentré en principes actifs qui agissent directement sur les cellules.

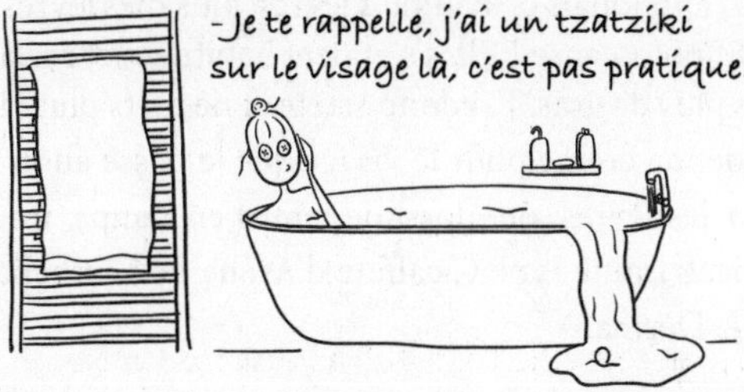

- Je te rappelle, j'ai un tzatziki sur le visage là, c'est pas pratique.


## LE SAVIEZ-VOUS ?

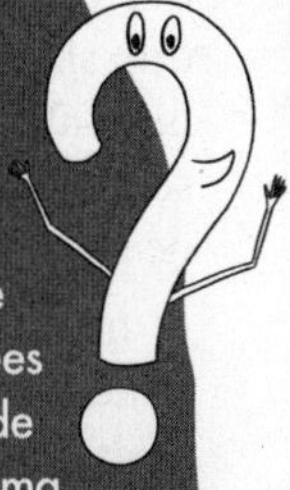

Il est indispensable de bien connaître votre type de peau pour en prendre soin. Pendant des années je pensais avoir la peau sèche et je me tartinais de crèmes « riches » sans résultats, car j'ignorais que ma peau avait plutôt besoin d'eau ! D'ailleurs notre type de peau change régulièrement au cours de notre vie sous l'effet des hormones, de la maternité, de la ménopause. Une peau « qui tire », par exemple, ne signifie pas forcément que vous avez une peau sèche. Une peau grasse peut aussi donner la sensation de tirer et une peau grasse peut aussi manquer d'eau !

### Et les lèvres ?

Le contour des lèvres est une partie du visage très fragile et d'ailleurs des ridules apparaissent souvent à cet endroit. Des lèvres abîmées rendent le sourire moins lumineux. Avec le froid, la bouche se dessèche vite. J'ai pour ma part remarqué que plus j'appliquais de baume à lèvres, plus mes lèvres étaient sèches. Et pour cause ! Elles s'étaient habituées et réclamaient toujours plus de gras. J'ai donc arrêté et ne mets plus rien sauf un peu de ma crème pour le visage que je passe aussi rapidement sur les lèvres, ou alors, de temps en temps, un peu de crème cicatrisante type Cicalfate d'Avène ou Epitheliale A.H Ultra d'A-Derma.

### Le maquillage

Le maquillage, c'est très personnel. Certaines se sentent complètement nues sans, d'autres, qui sont belles au naturel, en mettent beaucoup trop. C'est comme le reste : il faut faire ce qui vous plaît ! Mais sachez écouter aussi ce que l'on vous dit : si vos amies vous font remarquer que vous n'en avez pas besoin, ou que vous en mettez trop, elles ont peut-être raison… Un bon truc : si le col de vos vêtements est taché de fond de teint ou de poudre, c'est que vous en mettez trop !

Je me fais maquiller pour la télévision très régulièrement, donc, quand je ne tourne pas, j'ai besoin de plus de légèreté, mais j'ai aussi du mal à voir mon visage complètement nu. Il ne faut pas asphyxier sa peau, surtout si elle est fine et naturellement jolie. En ce qui me concerne, je ne mets du fond de teint et de la poudre que lorsque je suis vraiment fatiguée ou que j'ai mauvaise mine. Sinon, je mets de l'anticernes (j'ai la peau très fine et très claire, on voit donc toujours mes cernes ou les petites veines sous la peau), un joli blush « bonne mine », du mascara, un rouge à lèvres naturel assez léger et ça suffit largement ! En revanche, j'adore forcer sur les yeux quand je sors. Je rêve de porter du rouge à lèvres rouge mais je n'y arrive pas, au grand dam de Clémentine Denimal, ma maquilleuse chérie depuis 18 ans. Je me sens immédiatement « déguisée ».

**Mes produits fétiches pour le maquillage**

Pour les yeux ou le blush, les produits M.A.C sont mes préférés aussi bien pour la télévision qu'au quotidien. Les textures sont légères, naturelles (la qualité des cosmétiques que vous mettez sur votre peau tous les jours est aussi importante que celle des produits de soin), les couleurs, sublimes et les prix, raisonnables.

## Mon corps, ma bataille

La peau de votre corps mérite autant d'attention que celle de votre visage. Elle aussi est sensible à tout ce qui peut l'« agresser » (soleil, frottement des vêtements…). Il est important de la cajoler autant que le visage : la préserver des UV, l'hydrater avec le bon soin. Comme le dit Olfa Perbal : « Vous n'avez pas les moyens de vous acheter des produits ? Mettez de l'huile d'olive ! » Les écarts de poids aussi, on l'a vu, ont une incidence tant sur la peau du corps que sur celle du visage.

Le savon ou le gel douche que vous utilisez est capital. D'abord, sachez que vous n'avez pas besoin de vous décaper comme une malade. Même après votre séance de sport. Vous lavez tous les jours votre cou, vos aisselles, vos parties intimes et vos pieds, et vous savonnez tout le reste un jour sur deux, par exemple.

Je n'utilise jamais de savon sur le corps, non plus. J'ai la peau déshydratée et je trouve que cela contribue à l'assécher encore davantage. J'ai du mal à lésiner sur la qualité de mon gel douche. Je le choisis plutôt dermatologique (certes, c'est un peu plus cher, mais il y a souvent des offres « famille », un gros bidon qui dure longtemps).

Tiens, d'ailleurs, bain ou douche ? J'ai pris des bains pendant des années jusqu'au jour où je me suis rendu compte que c'était tellement plus vivifiant et agréable de prendre une douche ! Ça réveille le corps et la tête au saut du lit (même si en vrai, je ne sais pas pour vous, mais je ne saute jamais du lit !) et c'est « frais » et apaisant le soir (j'avoue, je prends deux douches par jour). Et, *last but not least*, c'est beaucoup plus écologique.

Pour l'hydratation, bien sûr, « le moins est le mieux », mais j'avoue avoir du mal à m'en passer sinon j'ai la peau qui tire. Avec l'âge et un bon coup de main des hormones (voir page 201), la qualité de la peau se modifie. Elle est globalement (visage et corps) plus sèche pour la majorité d'entre nous. Mais je n'applique mon soin qu'un jour sur deux ou trois seulement, le matin ou le soir après la douche.

**Mes produits chéris pour le corps**

À choisir en fonction de votre type de peau. J'aime les gammes Bioderma et A-Derma, ainsi que l'Huile bain et douche vivifiante aux huiles de sésame et de cédrat de Rogé Cavaillès. Au rayon « naturel », le savon d'Alep originaire de Syrie (bravo la géo !), il est composé exclusivement d'huile d'olive et de baies de laurier, sans huile de palme, il est si doux qu'il convient à tous les types de peau. Et pour l'hydratation, Exomega Control de la gamme A-Derma pour les peaux sèches (je le mets à mon fils aussi) – mais il y a forcément dans cette ligne le produit qui correspond à votre type de peau.

# LA CELLUQUOI ???

Nous y voilà ! Notre ennemie à toutes, celle qui met tout le monde d'accord, celle qui nous rend toutes égales : la cellulite ! Je dis bien « toutes » et pas « tous » parce que les hommes, ces veinards, n'ont pas de cellulite. C'est un mal 100 % féminin (les fameuses « réserves » pour la maternité) et qui peut toucher toutes les femmes. Je connais des femmes rondes qui n'en ont pas ou très peu, et des minces qui en ont beaucoup.

Autant la peau d'orange, c'est de la blague (on a vu dans le premier chapitre comment s'en débarrasser rapidos), autant la cellulite peut être un cauchemar et, à mon sens, des soins corporels, spécifiques sont nécessaires en plus d'une bonne alimentation (cela va de soi).

Attention, il faut bien distinguer la cellulite (qui est une inflammation due à une mauvaise alimentation et/ou un mauvais drainage lymphatique) des amas graisseux, quand la graisse est venue se loger dans un endroit très localisé, qu'elle s'y est bien installée et s'est même fibrosée !

Il existe trois types de cellulites :

**Aqueuse :** liée à la rétention d'eau. Quand vous pincez votre peau, vous la voyez « gondoler », mais ça ne fait pas mal. C'est la moins « grave ». Elle peut disparaître rapidement grâce au drainage lymphatique. Toutes les femmes font par période de la cellulite aqueuse, notamment quelques jours avant les règles. C'est là qu'il faut consommer le moins de sel possible : 1 gramme de sel retient 10 centilitres d'eau !

**Adipeuse :** c'est la cellulite qui fait un peu mal quand vous pincez votre peau, celle qui commence à s'installer, celle qui « fait des trous » même sans pincer la peau et que vous voyez grâce aux belles lumières venues du plafond dans les cabines d'essayage ! C'est la cellulite typique d'une mauvaise alimentation. Elle peut donc partir relativement vite, et si, en plus d'un rééquilibrage alimentaire, vous faites quelques séances de massage spécifique, c'est gagné !

**Fibreuse :** c'est la peau de vache. C'est celle qui est installée depuis longtemps. Paradoxalement, elle fait moins mal que l'adipeuse, mais c'est justement parce qu'elle est déjà installée. Un rééquilibrage alimentaire est indispensable, mais aussi un vrai programme de soins. Une main experte peut la « casser », c'est-à-dire décoller les amas graisseux pour aider à leur élimination. Ces massages (voir p. 193) sont assez toniques et pas forcément agréables, mais très efficaces.

**On n'oublie pas les mains !**

Attention, la peau des mains est très fragile. Elle s'abîme vite. Elle est agressée par l'eau (encore plus depuis la covid et le lavage des mains deux cents fois par jour), par le froid, le soleil (même en hiver), les tâches ménagères, l'âge, bref, la vie. Il faut se laver les mains avec un savon (solide ou liquide) très doux et naturel, et prendre l'habitude de bien les sécher. Des mains humides s'abîment plus vite. J'applique un soin hydratant plusieurs fois par jour.

## LE SAVIEZ-VOUS ?

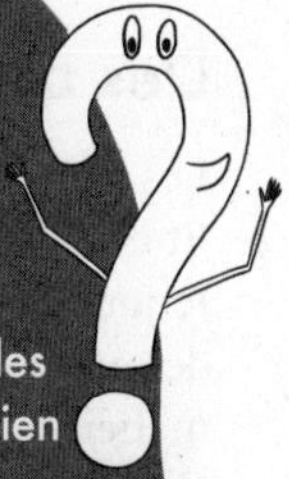

Nos ongles aussi vieillissent. Parfois vous commencez à avoir des stries : ce sont les rides de l'ongle. L'ennemi des ongles ? Le vernis ! Bien sûr, vous pouvez en mettre de temps en temps (évitez le semi-permanent, très à la mode et très pratique, qui saura vous flinguer les ongles parfois dès la première pose !). Mais si vous mettez du vernis toute l'année, vous pouvez être certaine que vos ongles vont vieillir prématurément. Si vous voulez retarder ce processus, adoptez le bon rituel de soins : bonne hydratation, manucure maison et pose de vernis une fois de temps en temps pour une soirée ou une semaine de vacances, puis vous laissez vos ongles respirer ! Valable pour les mains et les pieds, bien sûr…

**Mes produits chéris pour les mains**

J'ai un faible pour la crème Urea Repair Plus des laboratoires Eucerin, hydratante, réparatrice et non grasse. J'en mets tous les soirs avant de me coucher. Et je masse mes ongles avec la crème Abricot de Dior, vieille comme tout, mais très efficace (et qui dure longtemps). L'huile bio d'argan (encore et toujours elle !) est très efficace aussi.

Enfin, pour les ongles abîmés des pieds et des mains, la gamme Poderm est formidable. De même, tous les matins, je masse mes talons 30 secondes avec le Baume Hydra-Défense pieds très secs d'Akileine miraculeux, il « répare » en 24 heures !

## Des cheveux en forme

Les cheveux, comme le reste, réclament un soin particulier… Et c'est une très mauvaise élève des cheveux qui vous le dit ! Je jouis (en toute modestie !) d'un double privilège : je tiens de mes parents une bonne nature de cheveux et, grâce à mon métier, j'ai la chance d'être régulièrement coiffée par des pros. Ce qui ne devrait pas me dispenser de prendre soin de mes cheveux, ce que je ne fais pourtant absolument pas : je les lave avec le shampoing qui me tombe sous la main sans même regarder s'il est adapté et… je n'applique quasiment aucun soin. Ne faites surtout pas comme moi ! Cependant avoir des cheveux en bonne santé (et je l'ai découvert en écrivant ce guide) ne consiste pas (uniquement) à appliquer des crèmes, des soins ou des masques. Au cours de notre vie, nous avons vingt à vingt-cinq cycles de pousse de 4 à 5 ans. Mais à cause de l'alimentation, des hormones, des coups durs de la vie, ces cycles peuvent durer moins de 4 ou 5 ans. Il faut donc faire de la prévention.

## LES CONSEILS EXPERTS DE DAVID LUCAS

### Coiffeur

« On se doit toute sa vie de stimuler son cuir chevelu. On a un problème de peau, on le traite. On a un problème de cheveu ? On ne fait rien ! Ce n'est pas normal.

« Je recommande une cure d'ampoules une fois par an à raison de deux fois par semaine pendant 1 mois puis une fois par semaine les 2 mois suivants.

« Pour moi, la meilleure combinaison : Complexe 5 et Triphasic de René Furterer. Le premier active la microcirculation du cuir chevelu. On le laisse poser entre 10 et 20 minutes avant le shampoing (vous allez sentir que ça chauffe !). Puis on applique le second sur cheveux rincés et essorés et on ne le rince pas pour que les actifs restent sur le cuir chevelu. »

**Des cheveux soignés**

Avoir de beaux cheveux, c'est avoir des cheveux soignés. N'écoutez pas les conseils des gens qui vous disent que ça abîme les cheveux de les laver trop souvent… Une belle connerie ! Ce qui abîme les cheveux, c'est la chaleur du séchoir tous les jours, pas le lavage quotidien. Je me lave les cheveux un jour sur deux parce qu'ils sont longs, que j'en ai beaucoup et que c'est une tannée à sécher, mais si vous avez les cheveux fins, courts ou mi-longs, lavez-les tous les jours et laissez-les sécher naturellement ou réglez votre sèche-cheveux sur « froid ».

On perd quarante à cent cheveux par jour. Il faut absolument les éliminer au brossage pour donner de l'air à ceux qui suivent. Se brosser les cheveux soigneusement le matin et le soir (si possible avec une bonne brosse, pas un truc en plastique) permet aussi d'éliminer la poussière et de faire circuler le sang. Faites-le également avant de passer sous la douche pour répartir le sébum de la racine sur les longueurs, ce qui les nourrira et les rendra plus faciles à démêler (surtout pour les paresseuses comme moi qui n'utilisent pas de démêlant) et ça évitera de boucher votre douche ! Il paraît qu'un « bon jet d'eau froide » au moment du rinçage fait du bien aux cheveux (cela resserre les écailles et les rend brillants)… Sans doute, mais en hiver, ça rend les miens électriques, donc je ne le fais jamais.

**COUP DE ♥**

Offrez-vous la minibrosse Scalp Brush de David Lucas

Très important aussi quand on n'a pas le moral, ou l'hiver quand on a moins bonne mine, d'avoir les cheveux toujours propres. Valable également pour le maquillage : toujours la peau nette, un peu de blush, du mascara et du gloss ou un rouge à lèvres naturel.

Bien entendu, une mauvaise alimentation a aussi des conséquences sur la qualité et la santé de vos cheveux. Mangez des fibres, de la vitamine C, de l'avocat, des fruits secs, qui encouragent la production de collagène…

Enfin, dernière chose, pour avoir des cheveux « en forme », il faut respecter ce qu'ils sont et VOUS accepter telle que vous êtes : arrêtez de vouloir être blond platine alors que vous êtes brune (spéciale dédicace à Anaïs)… Vous serez toujours plus belle en étant… ce que vous êtes et pas quelqu'un d'autre.

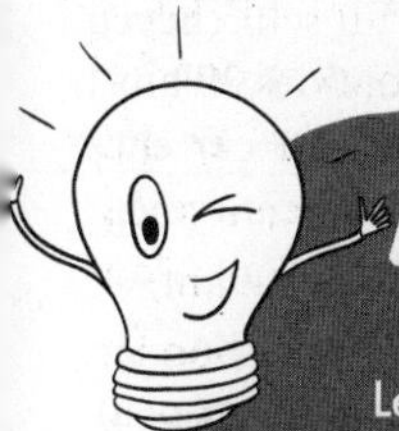

## LE BON CONSEIL

Le seul moment où il est recommandé de ne pas avoir les cheveux trop propres, c'est avant de faire votre couleur : le sébum de la racine protégera votre cuir chevelu des produits chimiques contenus dans la coloration ! Enfin, utilisez les fers à lisser ou à friser de temps en temps seulement, et à température modérée, et coupez vos cheveux toutes les 6 à 8 semaines, surtout s'ils sont longs, car les pointes s'usent beaucoup plus vite, notamment à cause du frottement sur les vêtements.

**Mes produits chéris pour les cheveux**

Certes je n'en utilise pas beaucoup, mais j'ai un faible pour les produits Leonor Greyl, de très grande qualité, au packaging chic et sobre et qui sentent si bon. Notamment le Sérum de soie sublimateur, qui calme mes cheveux électriques (ça me rend dingue !).

J'utilise depuis toujours Silinove A du Laboratoire Motima, un des compléments alimentaires les plus naturels du marché. Excellent aussi pour les os et les ongles. Deux comprimés le matin en cure de 3 mois. Je commence en général en novembre ou en décembre.

**Que faire de ses cheveux blancs ?**

C'est LA grande question géopolitique du moment : faut-il garder ses cheveux blancs ? Peut-être plus encore que les rides, nous avons le sentiment que les cheveux blancs symbolisent la fin de la jeunesse. Pourtant certains n'ont pas un seul cheveu blanc avant l'âge de 60 ans quand d'autres en ont dès 25 ans ! Les blondes « souffrent » moins de se voir blanchir car elles commencent à faire des balayages assez jeunes, donc ne voient pas arriver les premiers cheveux blancs, et puis ils sont beaucoup plus faciles à camoufler que chez les brunes.

Seule vous avez la réponse (comme ça je me repose un peu). C'est très personnel, une question d'image de soi. Vous devez vous sentir en harmonie avec vous-même. Mais sachez que garder ses cheveux blancs demande aussi de l'entretien ! Ça ne vous exempte pas de les soigner, de les laver et de les couper régulièrement.

# III. DES MAINS EXPERTES

Visage et corps, le massage est un soin à ne surtout pas négliger. Je ne vous parle pas de massage relaxant, qui reste un luxe, mais d'un soin à part entière destiné à soulager, améliorer, tonifier. Il stimule la circulation, la production de collagène (qui s'amenuise d'année en année). Et, à partir de 40 ans, il s'agit de prévention ! Mais, attention, ce type de massage ne souffre pas la médiocrité et doit être confié à des mains expertes.

Au quotidien déjà, vous pouvez vous-même stimuler la circulation sanguine et la production de collagène en vous massant toutes les parties du visage lors de l'application de votre soin. Vous faites pénétrer votre sérum ou votre crème du bas du visage vers le haut, et vous massez votre front et le contour de vos yeux vers vos tempes. Cela peut aussi se faire à sec ou avec un peu d'eau minérale.

Il existe différentes techniques pour le visage et le corps. Je vous passe en revue celles que j'ai pu éprouver moi-même et dont l'efficacité ne fait pas de doute pour moi. Mais il ne tient qu'à vous de vous renseigner et de dégoter un thérapeute près de chez vous qui aura développé sa propre méthode de massage efficace !

## Le visage

On a bien une idée des vertus des massages et soins du corps, moins en ce qui concerne le visage. Et pourtant ! Une ride, c'est un creux entre deux tissus. Lorsqu'on la « travaille », on rapproche les deux tissus pour que les couches sous la peau se retissent. Le but du massage est de recréer un tissu malléable qui empêche la ride de se creuser trop profondément et de prévenir l'apparition de nouvelles rides trop tôt.

Cela permet aussi de « repulper » les lèvres et leur contour (une zone qui s'affaisse vite chez les femmes, surtout celles qui fument), de traiter également le contour de l'œil en atténuant les cernes et les ridules. Un soin une fois par mois dès 40 ans, c'est l'idéal !

**LE SAVIEZ-VOUS ?**

Nous avons plus de 50 muscles sur le visage ! Ce qui signifie que, comme pour le corps, ils doivent être régulièrement stimulés.

**La kinéplastie**

On trouve des instituts qui la pratiquent un peu partout en France (www.institut-francoise-morice.fr). C'est une technique de massage créée par Françoise Morice il y a 75 ans et qui a fait ses preuves depuis ! L'objectif : raffermir les tissus et redonner de l'éclat au teint. La séance débute par quelques vibrations douces à l'aide d'un appareil appliqué sur différentes zones du visage afin d'éliminer les toxines et activer la circulation sanguine. Ensuite – et c'est l'étape essentielle – le remodelage, qui consiste à « travailler » la ride avec les doigts (« frictions » profondes et superficielles). Il s'agit de ramener les tissus les uns vers les autres pour aplanir le pli. C'est un soin sur mesure qui se termine par un masque tiède.

À raison d'une fois par mois, les résultats sont rapidement visibles.

**Soin Stimulift de Carita**

Ce soin est pratiqué dans la plupart des deux-cent cinquante instituts de l'enseigne en France. Il s'agit de remodeler les contours, les volumes et le regard pour une action « lift fermeté et une stimulation de l'élasticité de la peau », nous explique l'esthéticienne Murielle Degoulet.

La peau est d'abord nettoyée avec une préparation à base de graines de tournesol, de thym et de clous de girofle pour désinfecter et purifier : on retire toutes les cellules mortes, on « débouche » les pores et les canaux pour que les actifs pénètrent. Ensuite un massage « doux » effleure la peau pour permettre à la lymphe de mieux circuler. Puis on a droit à un massage intensif pour stimuler les tissus, travailler sur les rides et la tonicité de la peau. Enfin la praticienne enfile des gants en fibre d'argent pour induire des microcourants et faire pénétrer les actifs sur des zones précises. Lorsque l'on active toutes les cellules, on aide le collagène à se reproduire et cela a une action directe sur la ride pour mieux la combler ou éviter qu'elle ne se creuse davantage.

Ce massage se termine par l'application d'un sérum et d'une crème.

**Le Kobido**

C'est une technique japonaise ancestrale, imaginée en l'an 1472 tout spécialement pour une impératrice et dont peu de thérapeutes aujourd'hui maîtrisent la technique. Mais, bien fait, il se révèle très efficace. C'est un massage anti-âge, tenseur, excellent pour stimuler l'ensemble de la circulation énergétique. Ce massage libère aussi le visage de ses tensions pour l'apaiser et fluidifier la circulation énergétique. On pince la peau, on l'étire, on la travaille pour oxygéner les tissus et aider au renouvellement cellulaire. C'est aussi un drainage qui élimine les toxines.

**Full Face Fitness**

Cette méthode a été élaborée par Olfa Perbal. Elle est pratiquée aujourd'hui par les thérapeutes qu'elle a formés et consiste en une « séance profonde de sport pour le visage ». Ce soin s'effectue avec de l'huile d'argan, les mains et trois outils en bois utilisés en madothérapie colombienne (voir p. 195). Le praticien travaille les muscles un par un pour redessiner le visage.

**Les pincements Jacquet**

C'est une méthode qui ne date pas d'hier et qui est toujours très à la mode, car on n'a guère fait mieux depuis, aussi bien pour le visage que pour le corps. Créée par le Dr Jacquet dans les années 1930, elle avait pour but de soigner les cicatrices et les blessures de guerre. Puis on s'est aperçu que cette technique avait aussi des effets sur les peaux acnéiques ou en manque d'élasticité. C'est très simple : la peau est attrapée entre le pouce et l'index sans huile ni crème puis « twistée ». Ces pincements permettent de stimuler le collagène pour raffermir la peau. L'idéal (bon, moi, je ne peux pas ou alors, à force, il faut que je travaille à mi-temps), c'est une séance par semaine de 30 minutes. Franchement, sur le visage comme sur les fesses ou les cuisses, c'est extraordinaire et 100 % naturel.

**LE BON CONSEIL**

Après une séance de massage, il ne faut pas vous maquiller pendant au moins 3 heures, car la peau continue à « travailler ». Les pores sont dilatés et les pigments du maquillage rentreraient trop facilement dans votre peau, ce qui n'est vraiment pas recommandé.

## Le corps

Décoller ! Lisser ! Drainer ! Affiner ! Modeler ! Sculpter ! Voilà tous les bienfaits d'un vrai massage thérapeutique du corps. Un bon thérapeute ne doit pas avoir une approche symptomatique, c'est-à-dire faire la même chose à tout le monde. Il doit établir un vrai diagnostic de vos besoins et adapter sa technique. Il faut être certain de ses compétences : un palper-rouler mal exécuté peut, au mieux, être inefficace (mais vous jetez l'argent par les fenêtres), au pire, désastreux (hématomes, varicosités…).

### Le palper-rouler

C'est une technique manuelle de massage qui permet de lutter contre la cellulite et de remodeler la silhouette. Cette technique convient aussi parfaitement aux femmes minces qui, pas plus que les copines, n'échappent à la cellulite ! Le palper-rouler se pratique avec les doigts ; il s'agit (pour la faire courte) de faire « rouler » la graisse pour la décoller. C'est un massage qui s'adapte à la morphologie du corps et qui n'est pas forcément très agréable au début. Un palper-rouler efficace peut même faire un peu mal (vous pouvez parfois ressortir d'une séance avec des bleus sur le corps aux endroits où la cellulite s'était logée), mais au bout de deux ou trois séances ça ne fait plus mal du tout, parce que la cellulite disparaît progressivement. CQFD. Attention, un bon palper-rouler ne doit pas « s'attaquer » au muscle, mais juste à la graisse sous la peau. En fait la technique consiste à ne pas aller trop profond, ce qui serait totalement inefficace.

## LE BON CONSEIL DE PATRICIA LEFEUVRE

–

Sous la douche et notamment après une séance de palper-rouler : un bon jet d'eau froide sur les jambes en partant des chevilles et en remontant jusqu'en haut des cuisses resserre les pores (la peau est plus tonique), accentue la circulation (évite la sensation de jambes lourdes), renforce le système immunitaire.

Je conseille aussi de l'arnica en granules homéopathiques sous la langue avant et après la séance.

**La Madothérapie**

Carla Bruni, Naomi Campbell, Carole Laplace (la copine qui m'a fait découvrir cette méthode !)… et mouâ ! Ha, ha ! C'est un soin du corps venu de Colombie qui, à l'origine, permettait de soulager les douleurs musculaires. Il a été importé en France par Olfa Perbal, qui forme une cinquantaine de thérapeutes par an. C'est l'équivalent du Full Face Fitness, mais appliqué au corps. On le pratique avec les mains, un peu d'huile d'argan et des objets en bois de frêne (robuste, mais léger). Il s'agit de drainer, stimuler la lymphe, la circulation sanguine et décoller les amas graisseux pour raffermir. Bon, on sort rincée avec l'impression (pas désagréable) de s'être fait rouler dessus par un Massey Ferguson, mais les résultats sont dingues !

## COUP DE ♡
## LA VENTOUSE « BYE BYE CELLULITE »

–

Vous l'utilisez sous l'eau de la douche ou avec une huile pour le corps, c'est ce que j'ai trouvé de plus efficace à faire à la maison pour drainer et décoller la cellulite ! À commander sur Internet, prix moyen… 6 euros !

## IV. BISTOURI ET COMPAGNIE

Impossible d'éluder ce sujet dans un livre sur la forme et la beauté après 40 ans ! En ce qui me concerne, je n'ai jamais eu recours aux injections ou à la chirurgie. Peut-être cela viendra-t-il… Je ne porte aucun jugement sur celles et ceux qui y ont recours. En revanche, je suis toujours interdite quand je vois une femme qui a trafiqué son visage à outrance. Elle n'aura jamais l'air plus jeune, seulement l'air… d'avoir abîmé son visage ! Certains chirurgiens esthétiques sont d'ailleurs irresponsables, qui encouragent leurs patientes dans leurs délires ! Bref. La chirurgie, c'est comme le reste : une femme (ou un homme) avertie en vaut deux.

Aujourd'hui, on peut tout se faire (re)faire ou presque : le nez, les paupières, les oreilles, le visage entier, les seins, et même un lifting… des testicules (j'te jure) ou du vagin ! En 2015, près de 22 millions d'opérations de chirurgie esthétique ont été pratiquées en France.

À 40 ans, tous les chirurgiens interrogés me l'ont confirmé, une femme n'a absolument pas besoin de chirurgie esthétique. C'est beaucoup trop tôt. Bien sûr, il y a des femmes de 40 ans qui ont la paupière qui tombe plus qu'elle le devrait à leur âge (je rappelle tout de même que c'est tout le charme de Charlotte Rampling !) ou qui sont terriblement complexées par une poitrine abîmée par une ou plusieurs grossesses. Mais, en général, à 40 ans, on n'a « besoin » de rien et surtout pas d'un lifting ! C'est une opération dite « invasive », lourde, avec anesthésie générale, cicatrices (même si elles sont invisibles, car derrière les oreilles ou cachées dans les cheveux). Par ailleurs, nous ne sommes pas toutes égales face à la cicatrisation et au résultat final même avec le meilleur des praticiens. Un lifting peut changer votre visage, parfois pour le pire… Cependant, les techniques actuelles pratiquées par les bons chirurgiens sont assez époustouflantes et progressent tous les jours. Et il y a aussi des techniques plus soft et moins traumatisantes.

# 4 QUESTIONS AU DR RĒMI ROUQUETTE

Chirurgien esthétique, plastique et réparateur

—

**Quelle chirurgie du rajeunissement conseillez-vous à 40 ans ?**

C'est un âge trop précoce pour le lifting, mais une chirurgie des paupières est dans certains cas indiquée. 40 ans est davantage l'âge de la médecine esthétique (injection de botox et d'acide hyaluronique pour l'apparition des premières rides) et de la technique laser pour les tâches solaires.

**Le Botox, une technique sans danger ?**

Absolument. On parvient aujourd'hui à faire des choses assez merveilleuses parce que très discrètes. Pour autant, je conseille toujours aux femmes de faire les choses progressivement et sans excès. Quoi qu'il en soit, il ne faut se faire injecter que des produits RÉSORBABLES ! Des produits qui vont s'éliminer d'eux-mêmes au fil du temps, quitte à refaire une injection de temps en temps.

**Y a-t-il néanmoins des opérations qu'il vaut mieux subir pas « trop tard » ?**

La liposuccion car la peau est plus tonique est donc le résultat sera meilleur. Plus on pratique cette intervention jeune et mieux c'est. Si on attend trop, la peau est plus abîmée et il est plus compliqué d'intervenir. D'autres interventions peuvent être pratiquées relativement jeune comme la rhinoplastie et, dans certains cas, la chirurgie des paupières.

**Votre conseil ?**

Le résultat doit toujours être naturel. Je préfère faire moins, quitte à corriger dans le temps, que trop. Je commence toujours par proposer la technique la moins invasive. La chirurgie ne doit pas transformer un visage, le patient doit pouvoir se reconnaître.

J'aime à dire que je pratique la chirurgie du « bien vieillir » et non du rajeunissement.

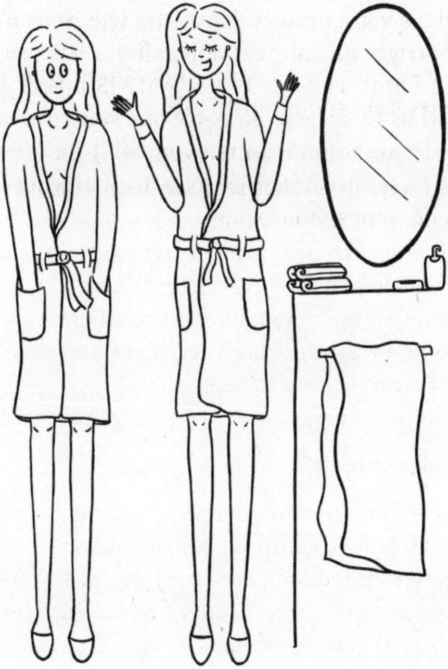

- Tu ferais de la chirurgie esthétique, toi ?
- J'adorerais, mais malheureusement je n'en ai pas besoin.

Quoi qu'il en soit, il faut d'abord identifier les raisons profondes qui vous poussent à envisager la chirurgie. Il est capital de se voir telle que l'on est et, souvent, la volonté de se « changer » est la « cristallisation » d'autres problèmes et angoisses. Choisissez d'avoir recours à la chirurgie esthétique seulement si votre ressentez un énorme complexe qui vous handicape dans la vie. Pensez toutefois que quand on est mal dans son corps, apprivoiser un corps rendu différent par la chirurgie peut être encore plus difficile. Ce qui est sûr, c'est que si vous êtes bien dans votre peau et dans votre tête, vous n'aurez pas envie de corriger ce qui peut apparaître à vos yeux comme un défaut ! Enfin, ne vous faites JAMAIS opérer parce que quelqu'un vous l'a suggéré ou parce que vous avez une baisse de moral ! Si un homme (on en connaît !) dit à une femme qu'elle devrait se faire refaire les seins, il est urgent pour elle de changer… de compagnon !

# 6

# C'EST RIEN, C'EST LES HORMONES...

« Les hormones, c'est la vie. » Et, à ce titre, on devrait faire comme si tout était normal… Et on le fait ! On s'adapte en permanence – il semble que cela soit notre destin – et ce n'est pas simple. Car les variations et caprices de nos hormones ont des répercussions sur notre état général (sommeil, humeur, fertilité, poids…) dès le plus jeune âge et tout au long de notre vie, et ce n'est pas nous réduire à elles que de le dire !

# I. LES HORMONES, QUÈSACO ?

## Le rôle des hormones

Une hormone est une substance chimique biologiquement active. Le système hormonal pourrait être comparé à un extraordinaire « réseau social » (je suis sûre que vous voyez tout de suite mieux) au sein de notre corps qui aurait pour rôle de transmettre des informations et ordonner des actions. Comme des messagers véhiculés par le sang.

Les hormones sont fabriquées par des cellules spécialisées que l'on appelle « les endocrines ». On les trouve dans les glandes endocrines (ben oui, du coup) comme la thyroïde, l'hypophyse, les surrénales, ou au sein d'autres organes comme les ovaires, les testicules, le pancréas, le tube digestif, les tissus adipeux ou le cerveau. Chaque hormone peut jouer de multiples rôles sur différents organes. L'hormone se fixe à « sa cible » grâce à un récepteur spécifique comparable à une clé qui va lui permettre d'ouvrir une serrure et déclencher différents événements.

## Au fil du temps

Nos hormones évoluent, elles se font plus ou moins discrètes. Une même hormone peut avoir différentes actions en fonction de l'âge. Par exemple, l'ocytocine joue un rôle très important pour accompagner la femme sur le chemin de la maternité. C'est elle qui va créer le lien entre une mère et son bébé, c'est pour cela qu'on l'appelle « l'hormone de l'attachement ». Elle permet de déclencher les contractions de l'utérus au moment de l'accouchement, puis la sécrétion du lait, et, comme c'est une hormone très futée, elle fait en sorte de baisser la libido de la mère pour bien lui faire comprendre qu'elle doit s'occuper de son bébé ! Mais on l'appelle également « l'hormone de l'amour » parce qu'elle joue un rôle sur notre sexualité. Par exemple, un orgasme entraîne une sécrétion élevée d'ocytocine.

**À l'adolescence, les hormones sont « dopées ».**

La dopamine – la fameuse hormone du plaisir – est très réactive à cette période. Elle joue notamment un rôle dans les comportements à risques ou addictifs. Avec l'âge, la dopamine prend moins d'importance.

À l'adolescence, il y a aussi l'hormone de croissance. En réalité, cette hormone est présente tout au long de notre vie, même après la ménopause. Elle permet entre autres le maintien de la masse musculaire.

**Vers 40, 45 ou 50 ans**

Cela dépend de chaque femme : notre taux d'hormones commence à chuter. Plus l'on vieillit et moins les hormones sexuelles sont présentes. C'est par exemple le cas de la DHEA, qui entre dans la famille des hormones stéroïdiennes comme les hormones sexuelles (œstrogènes, progestérone, androgènes), et que l'on appelle aussi l'« hormone de jouvence » ou « de jeunesse ». Et tout cela a des répercussions.

# II. LES HORMONES DU BONHEUR

Nous les avons croisées dans les chapitres sur le sport et l'alimentation. Elles sont indispensables pour être en forme ! Ce sont des neurohormones (messagers chimiques produits par un neurone et qui agissent comme une hormone). Quand deux neurones communiquent, c'est par le biais de molécules chimiques : des neurotransmetteurs. Parmi les neurotransmetteurs, il y a les neurohormones qui ont la capacité de circuler dans le sang (contrairement aux neurotransmetteurs).

Il existe quatre hormones du bonheur.

## La sérotonine, antidépresseur naturel

C'est l'hormone de la bonne humeur. Elle est synthétisée dès que l'on vit une situation agréable : une promenade dans la nature, un moment avec des amis, des activités physiques… Elle a donc une influence sur notre moral mais aussi sur notre appétit ou notre sommeil. Un déséquilibre de la sérotonine peut entraîner de l'anxiété, un état dépressif, des fringales et le fameux « appel du sucre » qui pousse à manger des cochonneries. Cela peut s'expliquer par la génétique, mais il y a d'autres hypothèses comme une mauvaise connexion lors de l'enfance au moment où le réseau de cette hormone se construit. Un choc, un traumatisme, une séparation douloureuse pourraient être à l'origine d'un dysfonctionnement de la sérotonine.

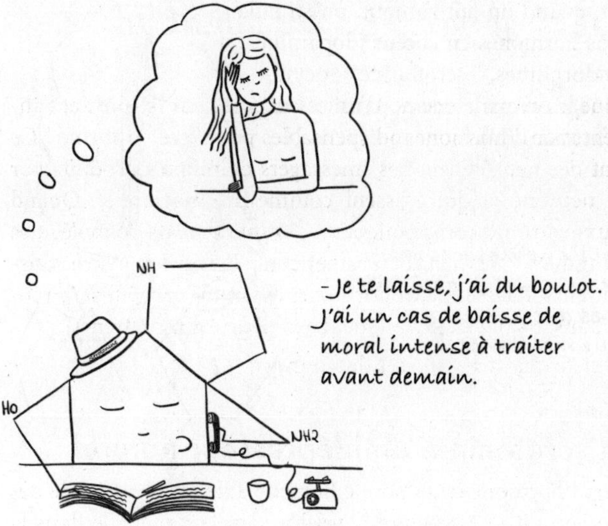
NH
HO
NH2
-Je te laisse, j'ai du boulot. J'ai un cas de baisse de moral intense à traiter avant demain.

## La dopamine, l'hormone du plaisir

À l'origine, cette hormone (qui participe aussi à ce que l'on appelle « le circuit de la récompense ») est liée à la survie de l'être humain. Le corps a élaboré un système pour que l'Homme trouve la force d'aller cueillir des fruits, le courage de marcher des heures pour trouver de quoi se nourrir, car, au bout, il y a la récompense : le plaisir de manger. Elle est activée lorsque l'on mange un morceau de chocolat ou que l'on embrasse son amoureux ou son amoureuse.

La dopamine procure immédiatement une sensation tellement agréable que l'on veut tout de suite la reproduire (c'est-à-dire reprendre un morceau de chocolat !). C'est donc elle qui a le pouvoir de nous rendre « accro » à quelque chose (une substance, une pratique…) – pas forcément bénéfique pour nous.

Et, quand on fait l'amour, on stimule nos hormones en chœur (dopamine, endorphines, sérotonine, ocytocine) ; on parle même d'un « feu d'artifice d'hormones » !

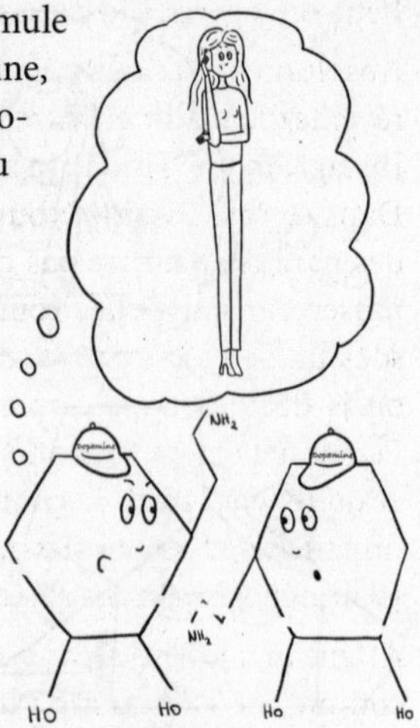


*- Elle ne me lâche pas,
je ne sais plus quoi faire.
Dès que je m'éloigne,
elle me relance.*

## LE SAVIEZ-VOUS ?

Pourquoi les enfants ne parviennent-ils pas à « gérer » leur dopamine ?
Un enfant qui veut absolument un bonbon vous fait une crise de nerfs ? C'est normal… Il se laisse totalement dépasser par sa dopamine, hormone reliée au cortex frontal qui n'est alors pas encore très mature, d'où son incapacité à gérer ses frustrations.

**Peut-on « gérer » la dopamine ?**

Absolument, et nous y avons tout intérêt ! Exemple : vous vous réveillez le matin et votre premier réflexe est de vous jeter sur Instagram (ou Tinder, je ne juge pas) ? C'est votre dopamine ! Dans ce cas, le corps (vous, donc) doit se raisonner et trouver des parades pour ne pas céder à la tentation. Cela peut aussi passer par une petite routine établie : je vais sur les réseaux sociaux deux fois par jour, avant le déjeuner et avant le dîner, ou je décide que le dimanche je me déconnecte totalement. Personnellement, quand je sais où sont les gens que j'aime et qu'ils vont bien, je coupe mon portable toute la journée le dimanche et ne le rallume que le lendemain matin APRÈS avoir déposé mon fils à l'école.

Attention : je ne dis pas que c'est simple et il y a des domaines comme les addictions alimentaires, par exemple, où il est extrêmement difficile de « se raisonner ». Si vous êtes en période de « boulimie de chocolat », demandez-vous pourquoi. Et quand cela devient trop difficile, si c'est le symptôme de quelque chose de plus profond, il est impératif de se faire aider. Sinon sortir faire du sport, détourner son attention de la tentation, cela fonctionne.

## Les endorphines, ou la folie du sport

Elles sont produites lors d'un effort intense. C'est cette hormone qui permet au marathonien de tenir jusqu'au 42e kilomètre. C'est elle qui procure cette sensation de bien-être et de plénitude après une séance de sport ou d'étirement.

Elle n'est pas sollicitée de la même façon par tous. Comprenez : chacun est plus ou moins accro au sport ! Cela dépend de notre sensibilité à cette hormone. Par exemple, quelqu'un qui n'a absolument aucun plaisir à courir même quelques mètres ne pourra jamais déclencher ses endorphines. Il n'atteindra pas le plaisir, ce moment où l'hormone nous fait oublier la douleur de l'effort, voire nous sentir sereins.

Bonne nouvelle, les endorphines se stimulent aussi lors d'un fou rire (mais dans ce cas, aucune efficacité sur les triceps).

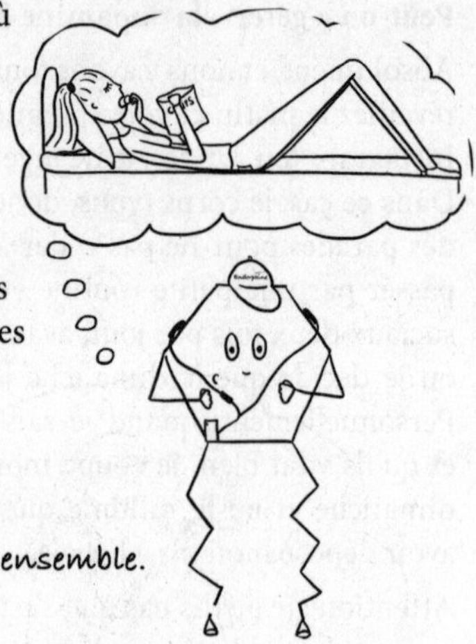

- Bon, bah j'abandonne.
On n'est pas fait pour vivre ensemble.

## L'ocytocine

L'ocytocine est aussi l'hormone responsable du lien d'amitié, d'attachement et de nos relations sociales. En plus d'être l'hormone de l'amour, c'est elle qui nous anime lorsqu'un rapport d'amitié se passe bien. Elle est responsable de l'interaction sociale positive, de la coopération, de la confiance en l'autre.

Alors, vous allez me demander : peut-on expliquer les difficultés relationnelles par un manque d'ocytocine ? C'est très complexe et on ne peut pas l'affirmer comme ça. En revanche, il semblerait que cela se joue dans l'enfance (ah, celle-là, elle nous colle bien aux basques toute notre vie !) : une sensation d'abandon, une séparation douloureuse pourrait expliquer que l'ocytocine n'ait pas été assez stimulée.

Globalement, si on a un bon équilibre général, on peut influer sur nos hormones. Faire du sport, bien manger, rire, faire l'amour, faire des choses qui font plaisir et épanouissent aident à maintenir nos hormones « en forme » !

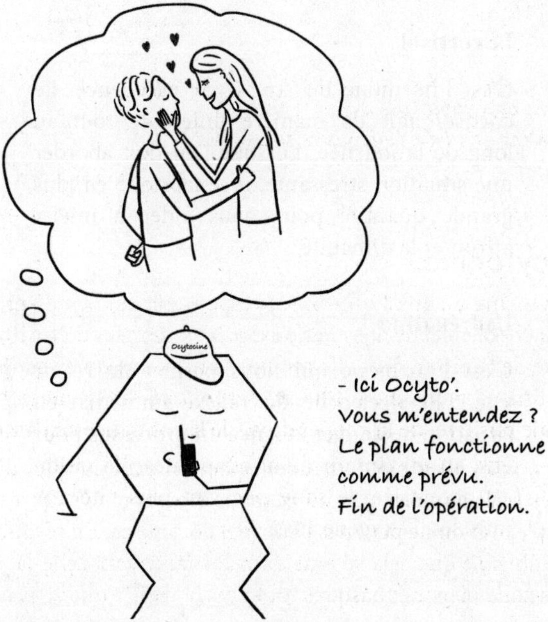
Ocytocine
- Ici Ocyto'.
Vous m'entendez ?
Le plan fonctionne
comme prévu.
Fin de l'opération.

# LES HORMONES DU STRESS

**Le cortisol**

C'est l'hormone du stress par excellence. Le cortisol agit de manière différente tout au long de la journée. Lorsque l'on doit aborder une situation stressante, il se fabrique en plus grande quantité pour nous aider à mieux affronter la difficulté.

**L'adrénaline**

C'est l'hormone qui nous permet de réagir vite. Elle déclenche un réflexe immédiat en situation de danger et lance un processus pour être au maximum de nos capacités : la vision est accentuée, le sang parvient plus vite aux muscles, l'oxygène aussi.

# III. LES DÉSÉQUILIBRES HORMONAUX

Vous en avez sûrement déjà entendu parler. C'est lorsqu'une hormone est soit trop stimulée, soit pas assez. Cela engendre des dérèglements qui varient en fonction de chacune. Ils peuvent être transitoires (le syndrome prémenstruel et ses désagréments) ou chroniques (l'hypothyroïdie, par exemple, est une production insuffisante d'hormones par la glande thyroïde régulatrice du poids, du rythme cardiaque, de la digestion…). C'est aussi un signal envoyé par le corps qui indique qu'un changement profond est en train de s'opérer. Exemple : l'acné ou les cheveux gras de la puberté ou tous les éventuels symptômes (mentionnés plus bas) de la ménopause.

## Les perturbateurs endocriniens

Ce sont des substances capables d'interférer avec notre système hormonal et d'altérer le bon fonctionnement des hormones. Les perturbateurs endocriniens peuvent, par exemple, bloquer ou modifier l'action des récepteurs, interférer avec les protéines chargées de transporter certaines hormones, perturber l'action de celles-ci, leur synthèse ou leur transport.

Nous sommes tous les jours confrontés à des perturbateurs endocriniens (par ingestion, inhalation ou contact cutané). Ils se trouvent dans l'air, chez nous, sur nos vêtements, dans les cosmétiques, l'alimentation, les emballages… Euh, partout donc.

**Les bons réflexes**

- Achetez vos fruits et légumes bio ou lavez-les soigneusement.
- Lavez vos vêtements et le linge lorsque vous venez de les acheter avant de les porter.

• Aérez très régulièrement votre maison ! Évitez les bougies parfumées, les parfums d'ambiance ; attention à la peinture et aux vernis qui sont souvent bourrés de perturbateurs endocriniens.

• Choisissez des produits ménagers naturels : on peut laver toute la maison (si, si) avec du bicarbonate, du savon noir naturel et du vinaigre d'alcool.

• Soyez attentive à ce que vous mettez sur votre peau : le moins, le mieux. Peu de produits de beauté et d'hygiène, et avec des listes d'ingrédients courtes. Vous pouvez aussi vérifier leur contenu avec, en main, la liste des principaux perturbateurs endocriniens, ils sont répertoriés.

# IV. LA MÉNOPAUSE

Je vous rassure tout de suite, à 40 ans, la femme n'est pas ménopausée. Si certaines femmes peuvent l'être à 25 ou 30 ans, elles restent des exceptions. La ménopause n'est pas une maladie et si vous êtes bien dans votre peau et que vous avez une hygiène de vie équilibrée, il n'y a aucune raison pour que vous traversiez cette phase dans la douleur.

## Que se passe-t-il ?

Entre 35 et 40 ans, la fonction des ovaires commence à diminuer et leur sécrétion hormonale baisse. Vous avez forcément entendu parler des œstrogènes et de la progestérone, ce sont les deux hormones féminines principales. Néanmoins, à cet âge-là, vous pouvez encore concevoir un enfant, car vos cycles ne varient pas particulièrement d'un mois à l'autre.

Dès 40/45 ans, vous pouvez ressentir quelques manifestations (appelons ça comme ça !) inhabituelles. C'est la phase de préménopause. Vos hormones commencent à chuter ; cela se traduit par des cycles plus ou moins abondants, plus ou moins longs et réguliers, des douleurs plus ou moins fortes (utérus et seins), un syndrome prémenstruel plus marqué (top à la joie). Tout est normal. En revanche, si cela devient très désagréable, voire insupportable, il faut alors consulter votre gynécologue ET votre généraliste. En revanche, il se peut aussi que rien ne se passe du tout : beaucoup de femmes ne ressentent aucun symptôme avant d'entrer vraiment dans la ménopause (et, même à ce moment-là, ce n'est pas une fatalité de mal le vivre !).

L'idéal est d'avoir des cycles le plus longtemps possible. D'autant que bon nombre de femmes aiment ce moment des règles pour le « relâchement » qu'il peut procurer ou cette sensation de « réinitialiser » l'organisme tous les mois.

C'est aux alentours de 50 ans que l'on entre dans le vif du sujet. La ménopause se manifeste par une baisse, puis un arrêt total de la production des hormones sécrétées par les ovaires (les œstrogènes et la progestérone) et une chute des androgènes. Les ovaires s'atrophient et ne produisent plus de follicules qui, eux-mêmes, ne sécrètent plus d'œstrogènes. C'est la fin de la fertilité. Elle a des répercussions sur tout le corps : la peau, le système digestif, l'humeur.

Parmi les effets indésirables possibles (encore un domaine où nous ne sommes pas toutes égales) :

- Bouffées de chaleur, car les œstrogènes qui régulent notamment la température du corps, chutent.

- Sécheresse de la peau : elle aussi est très sensible aux œstrogènes. Et un déficit d'hormones entraîne une perte d'élasticité, accélère le vieillissement cutané et donc accentue les rides.

- Sécheresse vaginale : l'absence d'œstrogènes (toujours !) fait perdre au vagin et à l'utérus leur souplesse et leur tonicité.

Les muqueuses et la flore s'assèchent. Cela rend le terrain plus vulnérable aux infections et aux désagréments.

• Perte de la libido et désintérêt du partenaire : le vagin et les lèvres sont moins sensibles à la stimulation sexuelle à cause de la baisse hormonale. Le vagin est donc moins bien lubrifié, ce qui peut rendre la pénétration douloureuse et l'envie de faire l'amour (beaucoup) moins fréquente.

• Irritabilité et anxiété, voire dépression (bon ben ça, tout le monde a une idée de ce dont il s'agit).
• Insomnie.
• Risque de maladies cardio-vasculaires : sans les œstrogènes, les parois des artères deviennent plus rigides, ce qui favorise notamment l'athérosclérose.

Si on veut voir les choses du bon côté : c'est aussi la fin des règles et des seins douloureux, du syndrome prémenstruel ou de l'endométriose.

**Est-ce que l'on prend du poids ?**

Ce n'est pas du tout une fatalité ! En réalité, quand les œstrogènes disparaissent, le corps se modifie et les rondeurs se déplacent (genoux, ventre, « culotte de cheval »…). Si vous avez une alimentation équilibrée, une activité sportive régulière et que vous êtes bien dans votre peau, vous devriez traverser la ménopause sans dommages. En revanche, si psychologiquement vous n'acceptez pas le principe, que vous espérez garder à 50 ou 60 ans le même corps qu'à 30, vous pouvez en souffrir (inutile de vous dire que votre combat est perdu d'avance…).

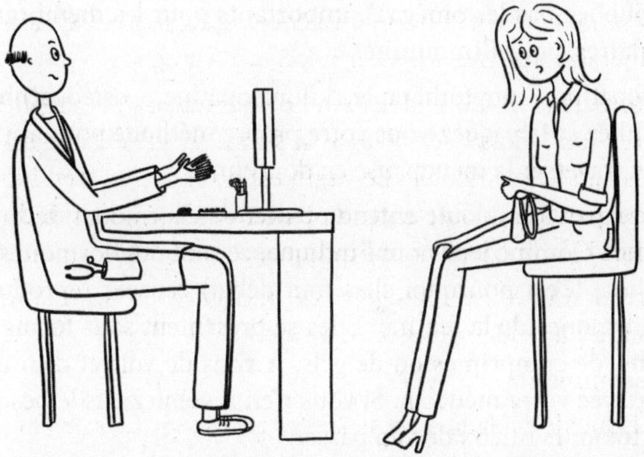

- Avec la ménopause, il se peut que vous ayez quelques effets indésirables : bouffées de chaleur, sécheresse de la peau, perte de libido, sécheresse vaginale, irritabilité, anxiété, insomnie, risques cardiaques, ostéoporose...
- D'accord. Dans ce cas, je ne vais pas la prendre.

## Le taureau par les cornes

Voici quelques bons conseils pour vous éviter de vous prendre la ménopause en pleine tronche.

• Ayez un bon équilibre alimentaire (pardon, j'insiste avec ça, mais c'est capital !) et maintenez votre poids de forme. La masse musculaire diminue à partir de la ménopause, par conséquent, la dépense énergétique baisse. Si vous vous nourrissez « comme avant » sans rien changer, vous allez grossir. Et il est très important de se sentir bien dans son corps pour aborder cette phase.

• Faites du sport ! Parce que votre masse musculaire diminue, il faut augmenter l'activité physique. Encore une fois, celle que vous pratiquez avec plaisir.

- N'oubliez pas les oméga 3, importants pour les membranes cellulaires, pour l'immunité.
- Allopathie, phytothérapie, homéopathie, ostéopathie… consultez et fabriquez-vous votre propre méthode pour anticiper et traverser la ménopause en douceur.
- Vous avez sans doute entendu parler des hormones de substitution. Comme leur nom l'indique, ce sont des hormones de synthèse (c'est pourquoi elles font débat) censées reproduire les hormones de la femme. Elles se présentent sous forme de patchs, de comprimés ou de gels. À vous de voir et d'en discuter avec votre médecin. Si vous n'en ressentez pas le besoin, c'est toujours mieux de s'en passer.

## La fin d'un tabou ?

La ménopause est encore un grand tabou dans notre pays. La maternité est tellement valorisée que, psychologiquement, la femme en prend un coup. Elle a peur du regard des autres, à commencer par celui de son compagnon.

Peur de ne plus être désirable et désirée, peur que ça lui empoisonne la vie, peur d'être soudainement rangée dans la catégorie des « vieilles ». Alors pourquoi tout se dire ? Si certaines femmes ont besoin de partager cela avec leur partenaire, que celui-ci les soutient et les accompagne, d'autres ont envie de garder cela pour elles. Et pourquoi pas ! Il y a des femmes qui n'en parlent jamais, voire qui continuent à prétendre que rien n'a changé, allant même jusqu'à acheter des protections périodiques et à les mettre ostensiblement en évidence dans la salle de bains ! Tant que vous n'êtes pas dans le déni, ces coquetteries ont peu d'importance.

## VOUS TRANSPIREZ LA NUIT ?

Après ma grossesse, avant que les règles reviennent, je me souviens avoir transpiré la nuit. C'était terrible (mais pas grave) ! Peut-être cela vous arrive-t-il aussi parfois au moment de l'ovulation ou avant les règles, au point de devoir vous lever et vous changer. Il n'y a rien d'anormal et ce n'est pas un signe de ménopause. Cela peut venir d'une variation hormonale, mais souvent aussi du stress.

# 7

# PARLONS PEU,
# PARLONS SEXE !

Tous les médecins, psys ou sexologues s'accordent à le dire : 40 ans est un âge charnière où il importe de savoir s'écouter et faire ce que notre cœur (et notre corps) nous conseille. La femme sait qu'elle ne pourra bientôt plus concevoir et, forcément, cela bouleverse beaucoup de choses sur le plan physiologique (voir les changements hormonaux, p. 211), mais également sur le plan psychologique, et la sexualité n'y échappe pas.

Mais 40 ans, que l'on soit ou non en couple, c'est aussi « l'âge d'or » de la sexualité. À 40 ans, les femmes ont davantage confiance en elles, ont appris à se connaître et à aimer leur corps (si ce n'était pas le cas avant) malgré leurs complexes. Elles savent également de mieux en mieux reconnaître les gens qui leur font du bien et c'est capital, car il est impossible d'avoir une sexualité épanouie (ou une sexualité tout court) avec un homme ou une femme qui ne nous fait pas de bien.

Pour les femmes en couple depuis longtemps, certaines sont comblées (continuez comme ça !) ; d'autres ont tout simplement accepté la routine, dans une relation qui ne souffre pas d'éléments de comparaison si elles n'ont pas (ou presque pas) connu d'autres partenaires, et, même si elles ne sont pas pleinement épanouies, elles se satisfont de cette union.

40 ans, c'est l'âge aussi où surgissent de façon impérieuse certaines questions laissées jusque-là en suspens. Les femmes qui se sont davantage consacrées à leurs enfants peuvent se demander où en est leur couple, par exemple. Celles qui se sont jetées à corps perdu dans leur travail et ont bâti une solide carrière professionnelle peuvent aussi éprouver le besoin de réveiller leur libido mise en sommeil…

- Avant mes quarante ans, mon petit chéri, j'étais un peu coincée... Mais après, je peux te dire qu'avec ton grand-père...

- Aaaah ! Blablabla, j'entends rien...

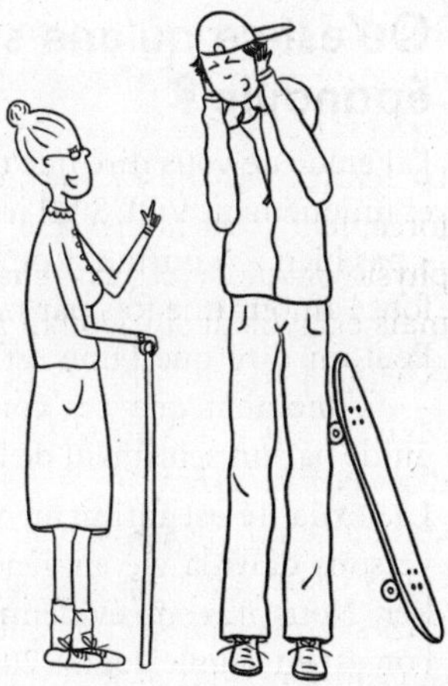

Mais quelle que soit la femme que l'on est, à 40 ans on doit pouvoir « vivre et jouir » comme le dit le Dr Aknin, gynécologue, d'autant que, comme le rappelle la psychanalyste Catherine Grangeard, « il n'y a pas d'âge pour jouir ! ».

## Quelle sexualité ?

De même qu'il n'y a pas UNE femme ou UN homme, mais des femmes et des hommes, il n'y a pas UNE sexualité. La presse, la littérature, le cinéma ou les réseaux sociaux véhiculent l'image d'une sexualité « standardisée » avec injonction à l'orgasme et orgasme « parfait ». Or rien ne peut être moins normé que la sexualité : c'est une affaire intime, personnelle et hautement subjective. Donc pas question de se comparer, de s'identifier à qui que ce soit. Soyez plus que jamais... VOUS !

## Qu'est-ce qu'une sexualité épanouie ?

J'ai envie de vous dire que c'est celle qui vous convient à vous et uniquement VOUS ! Il n'y a pas de règle, pas de « bien » ou « pas bien », « normal » ou « pas normal ». Certaines femmes font l'amour une fois par mois, et d'autres, trois fois par jour. Peut-on dire que l'une est plus épanouie que l'autre ? Non – du moment que ces comportements relèvent d'un choix guidé par un sentiment de bien-être.

La sexualité est intimement liée aux périodes que nous traversons dans la vie en général et dans le couple en particulier. Nous n'avons évidemment pas la même vie sexuelle si l'on est en couple depuis 20 ans ou depuis 6 mois, si l'on vient d'accoucher ou si l'on est célibataire…

## La sexualité, ça s'apprend

Oui, bien faire l'amour s'apprend. Je m'explique : quand je dis « bien faire l'amour », je n'entends pas cela au sens de la performance physique, mais au sens de la sensation très intime, de l'émotion que cela procure et qui ne regarde que vous. En vieillissant (il faut bien qu'il y ait quelques avantages !), on apprend à connaître son désir, à mieux définir ce que l'on aime, avec qui on a envie de faire l'amour et… comment.

## « Là où il y a de la gêne, il n'y a pas de plaisir »

Ne vous forcez jamais à faire quelque chose que vous n'avez pas envie de faire, juste pour faire plaisir à votre partenaire, notamment en ce qui concerne les positions ou les pratiques sexuelles. Et si un homme vous dit : « tu es trop prude », « tu n'es pas drôle »…, alors, ce n'est sûrement pas le bon ! Enfin, s'il ose une réflexion sur votre corps pendant un échange amoureux, dites-vous qu'il ne vous regarde pas avec les yeux de l'amour. Avec l'âge, certaines femmes appréhendent par exemple la position dite de « la levrette » car « tout tombe » – le ventre, les bras, les seins… Si vous ne vous sentez pas à l'aise, trouvez une autre position qui vous convient. Et n'oubliez pas que nous sommes les premières à poser un regard assez sévère sur nous-mêmes… Alors, lâchez prise !

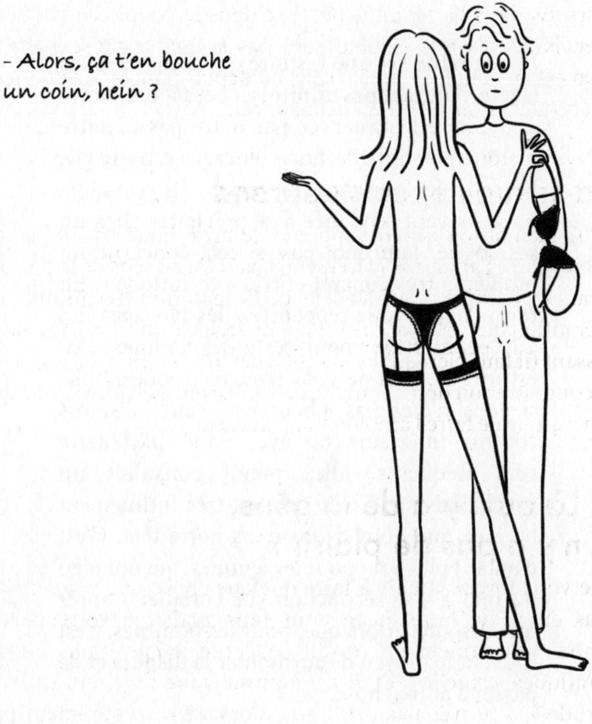

# LE SEXE, C'EST DANS LA TÊTE
# CATHERINE GRANGEARD

Psychanalyste

—

La sexualité est une histoire qui démarre dans la tête, il ne faut pas minimiser cet aspect. Notre sexualité est influencée par notre passé, notre histoire personnelle, nos « blocages », notre vie. Lorsque quelque chose ne va pas côté sexualité, on a souvent tendance à se précipiter chez un sexologue. Pourquoi pas, si cela concerne un problème très concret et très « technique ». En revanche, si vous rencontrez des blocages liés à la pénétration (pour certaines femmes, c'en est un), si vous ne vous trouvez pas désirable, si vous n'êtes pas « heureuse » au lit, si vos conflits intérieurs ou avec votre partenaire sont fréquents, allez plutôt consulter un psychanalyste. Car le sexe est très intimement lié à ce que nous avons dans notre tête. C'est d'autant plus vrai pour les femmes, qui ont bien du mal à « se réconcilier sur l'oreiller » après une dispute. Alors que, pour les hommes, c'est souvent le moyen de surmonter la dispute et de passer à autre chose.

Enfin, la charge mentale dont on parle tant a un fort impact sur la sexualité. Une femme qui doit gérer les tâches de la maison, organiser le planning de la famille, son boulot, le stress du quotidien… se couche épuisée, avec mille choses dans la tête, et même si elle est très amoureuse de son mari, elle a souvent envie de tout… sauf de faire l'amour.

## Sexe et maternité

À 30 ans, la femme qui n'a pas encore eu d'enfant a tout le champ des possibles devant elle. À 40 ans, certaines ont fait le choix d'avoir leur enfant tard, ou tôt, d'autres n'ont pas pu en avoir, d'autres encore ont choisi de ne pas en avoir.

Pardon d'enfoncer des portes ouvertes, mais devenir mère est une étape très importante dans la vie d'une femme à tous points de vue. Il n'y a donc pas de raison que la sexualité ne bénéficie ou ne pâtisse pas de ce bouleversement ! Chaque femme vit la maternité de façon différente. Certaines, en devenant mères, désinvestissent totalement le terrain de la sexualité. La place de la mère grignote celui de la femme et partenaire, au détriment de l'homme qui, au mieux, n'est plus que le père de l'enfant, voire tombe aux oubliettes…

Cependant vous avez absolument le droit, après votre maternité ou à d'autres moments de votre vie de femme, d'avoir moins envie de faire l'amour. Et il est essentiel de savoir s'écouter et d'apprendre à respecter les étapes ou les signaux que votre corps ou votre tête vous envoient. Certaines femmes ont besoin de profiter de leur temps de jeune maman, c'est normal et légitime. Pour autant , il faut veiller à ne pas couper le contact (hop ! métaphore automobile) avec votre partenaire. Il pourra l'entendre, à plus forte raison si votre relation est harmonieuse et qu'il comprend que votre intention n'est pas de le négliger. Parce que si le risque est que vous ne voyiez plus en votre homme que le père de votre enfant, la réciproque peut tout à fait être vraie ! Faire l'amour, c'est d'abord se faire plaisir dans un rapport de générosité mutuelle.

Nous avons cette chance, grâce aux moyens de contraception actuels, de ne plus forcément associer sexualité et reproduction. Femmes et hommes peuvent avoir une approche différente du sexe, avant tout comme source de plaisir !

## Qu'on se le dise !

Être épanouie sexuellement à 40 ans, c'est surtout vivre ses désirs en pleine conscience. Que l'on ait une sexualité débridée, assumée et joyeuse, ou que l'on soit parfaitement épanouie, heureuse et sereine sans avoir de rapport sexuel pendant plusieurs mois, voire plusieurs années, vous ne devez suivre qu'une seule règle : la vôtre !

## LE SAVIEZ-VOUS ?

—

Il est important de faire le point régulièrement sur votre contraception, qui nécessairement évolue au fil du temps. Votre gynécologue ne va pas forcément vous conseiller la même chose à 40 ans qu'à 30, selon que vous avez eu des enfants ou non. Il/Elle tient compte également de votre vie et de ses évolutions (célibataire depuis longtemps, plusieurs partenaires, antécédents médicaux...).

# 3 QUESTIONS AU DR ALAIN AKNIN

Gynécologue-obstétricien

**Qu'est-ce qu'un bon partenaire pour une femme ?**

Cette question n'a rien à voir avec la performance, qui ne veut absolument rien dire ! Un bon partenaire est un homme qui pense d'abord au plaisir de sa partenaire et qui la respecte, et pas uniquement sur le plan sexuel mais en général. Il faut rappeler que le plaisir féminin n'a rien à voir avec le plaisir masculin. La femme a besoin de tendresse, de se sentir aimée avant l'acte sexuel et ce que l'on appelle « la pénétration ». Une femme doit se sentir suffisamment en confiance pour pouvoir dire ce qu'elle aime à son partenaire afin que le rapport soit épanouissant pour les deux. Combien d'hommes ne savent pas vraiment où se situent le clitoris, les zones érogènes ou le point G !

**Faire l'amour pour rester « en forme » ?**

Faire l'amour, jouir, permet d'être bien dans son corps et dans sa tête. D'ailleurs je me désole aujourd'hui d'observer une baisse de forme chez les hommes. Dès l'âge de 25 ans, je constate dans mon cabinet que certains hommes qui viennent en consultation avec leurs compagnes font déjà très peu – et parfois « mal » – l'amour (absence de libido, éjaculation précoce…), car ils sont submergés par le stress notamment, l'un des grands ennemis du sexe avec l'alcool et la fatigue.

C'est d'ailleurs une des raisons qui pourraient, selon moi, expliquer l'augmentation des ventes de sextoys.

**Comment conserver une sexualité « en forme » sur la durée ?**

La parole. L'échange. Il faut mettre des mots sur la sexualité au sein du couple. Ce que l'on aime, mais aussi nos craintes, nos angoisses. Il n'y a pas que l'acte sexuel et la pénétration qui comptent, il y a aussi les gestes de tendresse et d'affection comme se prendre dans les bras, s'embrasser. Le toucher, la douceur, les gestes d'amour, les petites attentions entretiennent le dialogue au quotidien. D'ailleurs, on peut très bien faire l'amour sans pénétration. Regardez les grandes chanteuses d'opéra, elles ont parfois un orgasme uniquement en chantant !

## Dix trucs antiroutine

• Que vous soyez en couple depuis peu ou depuis longtemps, réservez-vous régulièrement de purs moments… de couple ! Sans enfants, sans potes, sans famille. Cela contribue à préserver le désir.

• Trouvez-vous un loisir commun : vous avez toujours voulu apprendre à danser le rock ? Allez-y ensemble ! Vous aimez la montagne ? Partez une fois par an tous les deux. Je ne vais pas donner une multitude d'exemples, vous avez compris le principe.

• Ne faites pas rentrer le loup dans la bergerie. Je m'explique : nous avons tous, dans le secret de notre couple, des sujets qui fâchent – un(e) ex, la belle-mère, des questions de logistique… –, alors on prend sur soi ! On les évite, on les contourne (si ce ne sont pas des sujets « graves », bien sûr) et on n'active pas le cercle infernal si facile à déclencher avec certains mots ou sujets.

• Ne cherchez pas toujours à tout comprendre ou analyser. Ce n'est pas bon pour la libido. Et d'ailleurs, désolée de vous le dire, mais il n'y a pas toujours quelque chose à comprendre !

• Ayez une vie l'un sans l'autre et acceptez-le. Pour maintenir le désir « en forme », il faut nécessairement que chacun puisse faire des choses pour lui (loisirs, sport, dîner de potes…). Si certains couples sont fusionnels et que c'est leur équilibre, très bien ! Pour les autres, pas question de laisser des frustrations vous gâcher la vie, à l'un comme à l'autre.

• Non, on n'est pas obligés de tout se dire. Ça ne veut pas dire se mentir (le mensonge est, à mon sens, un poison), mais simplement avoir son jardin secret, garder pour soi certaines remarques, certaines réflexions qui n'appartiennent qu'à soi.

• Avoir un téléviseur dans la chambre, c'est idéal pour regarder des séries dans les bras l'un de l'autre, moins pour faire des câlins.

- On laisse autant que possible le téléphone en dehors de la table des repas et de la chambre à coucher.
- On évite autant que possible les explications ou les sujets sensibles par textos, c'est la meilleure façon de réagir à chaud (donc mal), d'interpréter les mots de travers, de ne pas se comprendre. On attend le bon moment pour aborder un sujet calmement, à froid, avec des mots choisis.
- Les mots ont leur importance pour préserver l'intimité et le désir : on a le droit (c'est même sain !) de s'engueuler, mais on essaie d'éviter les phrases blessantes et les insultes, car les mots restent dans la tête et dans le cœur, et donc, aussi, dans la chambre à coucher.

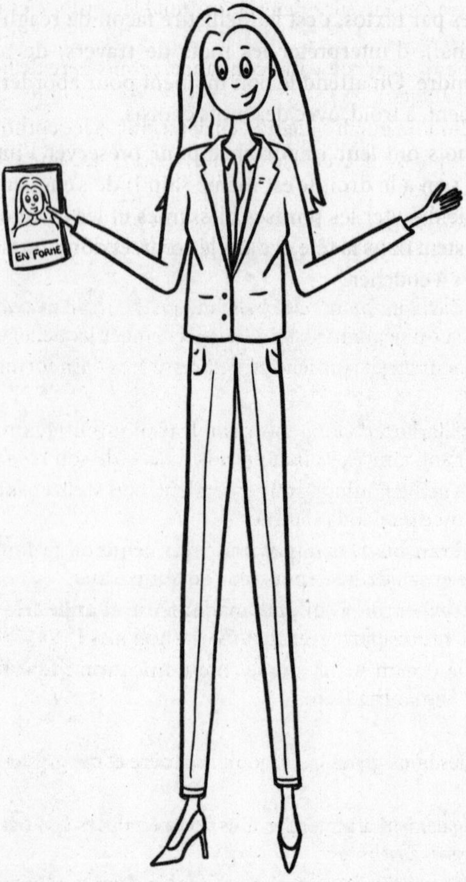


– Et voilà, maintenant que vous l'avez terminé, il n'y a plus qu'à commencer…

# REMERCIEMENTS

Je remercie chaleureusement la formidable équipe des éditions Michel Lafon :

Merci, cher Michel, de votre confiance. Je suis fière de faire partie de vos auteurs

Laurent Boudin qui m'a dit oui ! en deux jours avec enthousiasme

Marie Dreyfuss, merveille d'éditrice, qui m'a accompagnée avec douceur et gaité

Marie Barlois qui, a aucun moment, n'a porté de jugement sur mon incapacité totale à faire un plan et à structurer correctement un chapitre

Émilien Castaing pour cette belle maquette, et de m'avoir ajouté un doigt sur une photo (je vous laisse chercher laquelle)

Anne Procureur et son service de presse très « En forme » !

Merci à Charlotte Leloup pour son travail minutieux mais surtout pour son amitié, sa fidélité et la finesse de son regard

Merci à Amélie Fonlupt pour son talent, son style et son regard amusé sur ce que nous sommes

Merci à François Darmigny pour son génie de la lumière, sa créativité et sa fidélité depuis plus de quinze ans

Merci à Clémentine Denimal, maquilleuse et amie très chère… Que d'aventures partagées depuis dix-huit ans !

Merci à la dream team presse/communication : Lou Blum dit Barret et Samantha Denis

Et, pour les bons gènes et l'amour, ma mère et ma grand-mère

Je tiens également à remercier tous les spécialistes qui ont apporté leur concours à ce livre :

Kahina Oussedik-Ferhi, docteur en biochimie alimentaire et digestive

Élodie Garamond, fondatrice du Tigre Yoga Club

Marie Perruchet, danseuse, chorégraphe et professeur de danse classique

Lucas Pauthier, préparateur sportif
Jennifer Dimitriou, professeur de Pilates, de yoga, créatrice de la méthode « The Graceful Movement »
Hava Signoret, professeur de Pilates @hava_pilates
Lucile Woodward, coach sportive
Le Dr Marc Dufour, cardiologue
Le Dr Rémi Rouquette, chirurgien esthétique, plastique et réparateur
Olfa Perbal, esthéticienne
Patricia Lefeuvre, esthéticienne
Murielle Degoulet, esthéticienne, Maison Carita
L'Institut de soins Françoise Morice
Le Dr Anny Cohen-Letessier, dermatologue
David Lucas, coiffeur
Le Dr Emmanuelle Lecornet-Sokol, endocrinologue à l'hôpital de la Pitié-Salpêtrière à Paris
Le Dr Joëlle Adrien, neurobiologiste, directrice de recherche émérite à l'Inserm, Centre du sommeil et de la vigilance, à l'Hôtel-Dieu, Paris
Nathalie Sienko, hypnothérapeute
Béatrice de Possesse, psychopraticienne
David Douçot, instructeur de la méthode Neurofeedback
Caroline Gourdin, sophrologue
Le Dr Soly Bensabat, médecin généraliste, spécialiste de la prévention, du stress et de l'anti-âge
Le Dr Thierry Telphon, médecin généraliste, urgentiste et praticien de phytothérapie clinique
Benjamin Blasco, co-fondateur de l'application gratuite de méditation Petit Bambou
Le Dr Alain Aknin, gynécologue médical et obstétrique
Catherine Grangeard, psychanalyste
Enfin, merci à Catherine Daniel et Christophe Daniel pour leur aimable autorisation de reproduire les exercices de la méthode Paul Daniel.

# BIBLIOGRAPHIE

Dr Kahina Oussedik et Dr Karim Ferhi, *La Magie de la digestion*, Interéditions, 2020

Laurent Chevallier et Claude Aubert, *Alors, on mange quoi ?*, Fayard, 2016

Dr Laurent Plumey, *Le Grand Livre de l'alimentation*, Eyrolles, 2014

Dr Soly Bensabat, *Le stress, c'est la vie*, Le Livre de Poche, 1995

Dr Soly Bensabat, *Devenez votre premier médecin*, Michel Lafon, 2016

Dr Hans Selye, *Le Stress de la vie*, Gallimard, 1962

Dr Joëlle Adrien, *Mieux dormir et vaincre l'insomnie*, Larousse, 2014

Dr Joëlle Adrien, *Mieux dormir chaque nuit, être en forme chaque jour*, Larousse, 2019

*Méditer avec Petit Bambou, la sérénité en un clin d'œil*, Marabout, 2017

Dr Emmanuelle Lecornet-Sokol et Caroline Balma-Chaminadour, *Et si c'était hormonal ?*, Hachette Bien-être, 2019

Catherine Grangeard, *Il n'y a pas d'âge pour jouir*, Larousse, 2020

Dr Thierry Telphon, *Le Guide essentiel des huiles essentielles*, Pocket, 2014

Dr Christian Duraffourd, *Traité de phytothérapie clinique*, Masson, 2019

Dr Francis Alliot et Dr Bruno Dal Gobbo, *Endobiogénie et plante médicinale*, Elsevier Masson, 2020

# CRÉDITS

p. 13 : © Shutterstock / Palform Pics
p. 75, 154, 169, 175 : © Shutterstock / ANNA LESKINEN

ILLUSTRATIONS

Amélie Fonlupt (@amelie_fonlupt)

JOURNALISTE

Charlotte Leloup

DIRECTION ÉDITORIALE

Marie Dreyfuss
et Marie Barlois

CONCEPTION ARTISTIQUE
ET MISE EN PAGE

Émilien Castaing

FABRICATION

Christian Toanen
et Nikola Savic

Composition et mise en pages
Nord compo

Achevé d'imprimer par Egedsa

*Imprimé en Espagne*
Dépôt légal : mai 2023
ISBN : 979-10-224-0616-1
POC 0407